婴幼儿用药常识

周 湘 庞 宁 编著

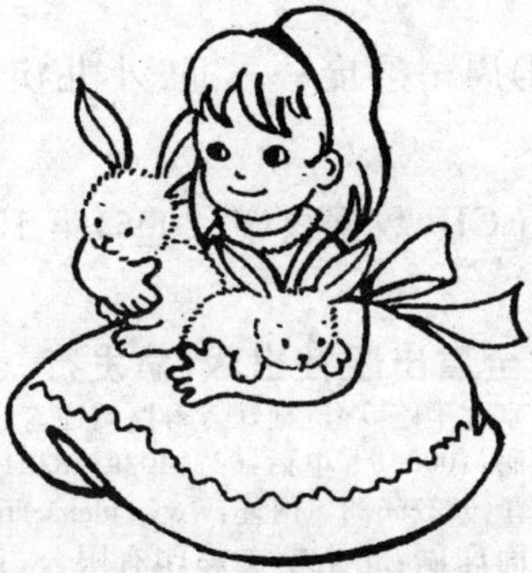

金 盾 出 版 社

内 容 提 要

本书介绍了婴幼儿的药物代谢特点，临床用药原则，影响药物作用的因素和药物的不良反应，详细阐述了婴幼儿家庭用药和免疫接种等知识。其内容简明扼要，通俗易懂，实用性强，可供婴幼儿家长、幼教人员及基层医务人员阅读。

图书在版编目(CIP)数据

婴幼儿用药常识/周湘，庞宁编著．—北京：金盾出版社，2007.2

ISBN 978-7-5082-4429-7

Ⅰ.婴…　Ⅱ.①周…②庞…　Ⅲ.小儿疾病-用药法　Ⅳ.R985

中国版本图书馆 CIP 数据核字(2006)第 157434 号

金盾出版社出版、总发行

北京太平路 5 号(地铁万寿路站往南)

邮政编码:100036　电话:68214039　83219215

传真:68276683　网址:www.jdcbs.cn

封面印刷:北京精美彩印有限公司

正文印刷:北京天宇星印刷厂

装订:北京天宇星印刷厂

各地新华书店经销

开本:850×1168 1/32　印张:4.75　字数:95 千字

2009 年 6 月第 1 版第 3 次印刷

印数:17001—27000 册　定价:8.50 元

前言

药物可以治疗疾病、维护人体健康，但只有合理使用才能达到充分发挥药物治疗作用和减少药物不良反应的目的，否则不仅不能治疗疾病，还会导致新的疾病。婴幼儿时期，是生长发育旺盛、组织器官不断成熟的时期。婴幼儿不是成年人的缩影，其生理和病理特点，决定了婴幼儿使用药物的特殊性，以及药物不良反应的危险性和复杂性。书中主要介绍了婴幼儿生理特点与药物代谢的关系，以及婴幼儿正确、合理地使用药物，不仅全面阐述了婴幼儿使用药物的理论知识，还包含着笔者数十年的儿科临床工作经验，可帮助婴幼儿家长了解临床用药知识。本书内容简明扼要，通俗易懂，实用性较强，可供婴幼儿家长、幼教人员及基层医务人员阅读。

由于水平有限，在编写过程中可能有疏漏和错误，敬请同道与读者指正。

作者

2007.2

目　录

第一章 概 述

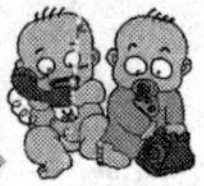

一、婴幼儿药物代谢特点

每种药物都有自己的特点，也就是药物进入人体，对人体的生理、病理及体内病原体产生一定的作用，在医学上称为药效动力学。每种药物都要在人体内经历吸收、代谢和排泄的过程，而这种人体对药物的影响，则称为药代动力学。无论成年人，还是婴幼儿，其药物的特点都表现在不同的药效动力学和药代动力学上，只有了解婴幼儿的药物代谢特点，才能做到合理应用。

1. *药物吸收* 药物通过不同途径进入人体，到达血液的过程，称为药物的吸收。药物吸收的快慢，吸收量的多少，是由药物的生物利用度决定的。生物利用度好的药物，吸收速度快，吸收量大，也可以说是吸收较好的药物，尤其是口服吸收较好，口服用药就应该选用生物利用度好的药物。药物吸收的速度，吸收难易程度受许多因素的影响，同时也决定了药物的治疗作用和毒副作用。

(1) 药物的理化特性：药物的吸收与药物本身的理化性质有关，如容易溶解而且释放快的药物，在进入人体后很快就能达到较高的血药浓度，虽然药物起效快，但也容易药物过量；而如果不易溶解或释放慢的药物，常常不能得到充分吸收，不容易达到有效浓度，药物的疗效也不好。

(2) 给药途径：给药途径与药物吸收有较大的关系。一般药物吸收快慢顺序为：静脉→肌内或皮下→口服→皮肤。需要快速见效的治疗，应选用静脉给药；而长期的治疗，应选用口服给药。

(3) 药物浓度：药物的吸收与药物浓度有关。在新生儿和婴幼儿，药物吸收不好，但又需要药物尽快达到血浓度，发挥急救的作用，可以首次给予一次突击剂量(一般比年长儿和成人要大)，这样可使药物很快达到有效血浓度，然后应用低剂量维持，防止中毒或过量。例如，用苯巴比妥控制惊厥，必要时可首先给予突击剂量，每公斤体重20毫克，以后再以每日每公斤体重5毫克维持。

(4) 个体的生理状况：婴幼儿腹泻，常常可以使药物快速通过胃肠道而吸收减少。因此，某些食物、药物及胃肠道病变都可影响药物的生物利用度。

2. 药物分布　药物吸收进入血液后，通过血液循环分布于全身的组织和细胞内，这个过程称为药物分布。认识药物在人体的分布特性，可以根据药物在组织的浓度合理选择药物。

(1)血液分布：药物吸收进入血液循环，不是都均匀分布全身，一些药物可以与血浆蛋白结合，使药物在体内维持较长时间；而另一些药物则很快进入作用的组织和器官，这种药物作用一般持续时间较短。生后6个月以内的婴儿，血浆白蛋白水平较低，所以与药物结合的能力较低，使血液内游离药物的浓度增加，容易出现一些不良反应。

（2）组织分布：由于药物穿透细胞膜的能力不同，药物在组织的分布也是不同的，如治疗化脓性脑脊髓膜炎，一定要选用可以进入脑脊液的抗菌药物。小婴儿的血-脑屏障发育不完善，通透性较大，有些药物容易进入中枢神经系统而产生毒性反应。

3. 药物代谢　药物在人体内经过一系列特殊反应，使其化学结构发生了改变，这个过程称为药物代谢。这个代谢过程主要是在肝脏酶系统的作用下进行的。婴幼儿肝脏的酶系统不完全成熟，即使是正常的剂量，由于药物的代谢不很完善，容易导致药物作用的时间延长，毒副作用增加，所以婴幼儿使用肝脏代谢的药物应该慎重。

4. 药物清除　所有药物都要在人体内完全代谢，并通过肾脏排出体外，称为药物清除。婴幼儿肾脏的功能很差，药物在肾脏的排泄过程与成人相比显著延长，可导致药物蓄积，使药物的毒性作用增加。因此，婴幼儿在使用主要由肾脏清除的药物时，应适当调整使用剂量。

5. 药物作用　药物是如何治疗疾病的？这就要了解药物对人体生理、病理的调节作用，以及对侵入人体内的微生物的作用。

（1）药物对生理、病理的调节作用：当人体的正常生理功能发生了改变，也就是出现了病理状态，如婴幼儿神经系统不稳定，人体温度的增高，导致神经系统的异常兴奋，出现惊厥。抗惊厥的药物就是抑制神经的兴奋性，达到控制惊厥的目的。

（2）药物调节人体各器官组织的功能：药物的作用是选择性作用某一个器官，如洋地黄作用于心脏，苯巴比妥作用于神经系统。解痉的药物作用于平滑肌，可以解除胃肠痉挛，达到止痛的目的，但这种止痛药对骨骼肌的疼痛却没有作用，不能达到治疗头痛和肌肉痛的目的。

（3）药物对侵入人体内微生物的作用：药物可以通过干扰病原体的代谢，抑制生长繁殖，达到抑制病原微生物的作用，如青霉素通过抑制细菌的细胞壁合成，达到抑制细菌在体内生长。

二、新生儿用药特点

新生儿指的是从出生到生后 28 天的婴儿。虽然最大只有 28 天，但这是人体器官及生理功能不断发育成熟的时期，并随着日龄的增长而趋向成熟。只有了解新生儿的生理特点及其对药物的影响，才可能避免血药浓度不足所致的无效治疗，避免用药过量引起的毒性反应，故本部分对新生儿用药的特点进行重点介绍。

1. 新生儿给药途径　尽管口服给药是成年人和年长儿童的主要给药途径，但由于新生儿肠道吸收面积小，药物吸收不完全，难以达到有效的血药浓度；同时，胃排空延迟，使药物到达肠道的时间较长，以致药物治疗作用发挥的较慢，效果也不可靠；新生儿容易发生胃食管反流，尤其是在哭闹时，常因为呕吐，使药物摄入减少，也降低了药物疗效，新生儿不宜采用口服给药。新生儿臀部的肌肉不发达，体温偏低，血液循环较差，局部吸收不足，吸收也会较慢，使药物难以进入血液，药物的作用就可能会受到影响。所以，新生儿肌注给药也有局限性，尤其是患有低氧血症、血液循环不良的新生儿，容易导致皮下或肌注吸收不良。同时，不能尽快吸收的药物还可以损伤注射局部的肌肉和神经，或在局部沉积，可能形成无菌性肿块，新生儿应尽可能避免长期肌注给药。静脉给药是保证新生儿有效血药浓度的最佳途径，也是首选的给药途径。但新生儿静脉用药速度难以掌握，液体和药物输入较快，可加重不良反应；但速度慢，药物的作用发挥得也较慢。因此，新生儿，尤其是极低体重儿，最好使用微量静脉注射器给药，以保证给药剂量的准确性。新生儿皮肤用药也应慎重，因为新生儿表皮的皮质角化层薄，药物经皮肤吸收明显增强，如新生儿用酒精擦浴，容易引起酒精中毒。

2. 新生儿的血-脑屏障发育不全　血-脑屏障发育不全可使许多药物更容易穿过血-脑屏障，脑组织中的浓度增加，如全身麻醉药，镇静、催眠药，先锋霉素、青霉素、大环内酯类抗生素及水杨酸等药物大量透过血-脑屏障，脑内药物浓度增加，容易引起药物的毒性作用。对神经系统产生抑制作用的药物，如阿片类药物易引起呼吸抑制；抗组胺药、苯丙胺、氨茶碱、阿托品可导致昏迷及惊厥；氨基糖苷类抗生素易引起第八对脑神经损伤，致听力障碍。

3. 新生儿高胆红素血症　使用易与胆红素竞争白蛋白的药物，可使血中游离胆红素升高。大量游离胆红素通过新生儿血-脑屏障进入大脑，可导致大脑损伤。在新生儿黄疸时，更应该注意这类药物的使用，如吩噻嗪类、糖皮质激素及非那西丁、痢特灵、呋喃唑酮、氯霉素、利福平、四环素、地西泮、苯巴比妥、水合氯醛、异烟肼，对氨基水杨酸、山梗菜碱、西地兰、毒毛旋花子苷 K、氢氯噻嗪、消炎痛及维生素 K 等。

由于新生儿血中的胆红素较高，易发生胆红素和药物竞争与白蛋白结合，当伴有血浆白蛋白浓度降低时，青霉素类、维生素 C 等药物的血浓度和药物的作用就会受到影响，同时由于药物不能与血中白蛋白结合，使血液中的游离型药物的浓度增加，容易引起药物过量反应。

4. 新生儿肝内酶系统尚不成熟　新生儿肝内酶的活性只有成人的 36%，药物代谢能力相对较弱，药物经肝脏代谢较为缓慢。例如，新生儿的肝脏葡萄糖醛酰转移酶生成不足，活力较低，氯霉素与葡萄糖醛酸的结合不足 50%，血中游离氯霉素浓度增高，可导致循环呼吸衰竭（灰婴综合征）。新生儿红细胞内的葡萄糖-6-磷酸脱氢酶、谷胱甘肽还原酶不足，使用维生素 K、噻嗪类药物时，可诱发高铁血红蛋白血症，出现溶血现象。

5. 新生儿肾脏尚未发育成熟　青霉素 G、氨基糖苷类抗生素、呋塞米、地高辛、肼苯哒嗪、氨酰心安等药物主要是经肾排泄的，由于药物的排泄减慢，可引起药物毒性增加。因此，新生儿使用这类药物时，要合理调整药物剂量、使用方法及间隔时间。特别是对于休克或肾功能不全的新生儿，更应注意肾脏排泄缓慢造成药物蓄积而引起中毒的危险。

三、药物种类

药物是维护人类健康的特殊物品，为了保证药品使用者的安全，药品在研制、生产、销售、使用等各个环节都受到政府主管部门和相应法规的严格控制。我国于 2000 年 1 月 1 日开始施行《处方药与非处方药分类管理办法》，根据消费者使用药品的权限，将药品分成处方药和非处方药。

1. 处方药　处方药，简称 Rx 药。这类药物只有通过具有执业医师的处方才可能在药房调配、药店购买和使用。在许多国家，处方药只允许在专业性医药报刊进行广告宣传，不准在大众传播媒介进行广告宣传。处方药包括对药物的活性或副作用还要进一步观察的新上市的药品；某些容易产生依赖性的药品，如吗啡类的镇痛药及某些催眠安定药等；用于治疗某些疾病所需的特殊药品，如心脑血管疾病的药物。

2. 非处方药　英文为 Over The Counter，简称为 OTC。凡是在药盒上标有“OTC”的字样，表明已成为全世界认可的非处方药，不需要医师的处方即可合法的在药店购买和使用的药品。具有使用安全、质量稳定、疗效确切、应用方便等特点。目前可以在市场上购买的非处方药物有 400 多种，包括抗感冒药、止咳祛痰药、镇痛药、抗胃酸药、助消化药、维生素、微量元素、止泻药及一些外用药，可用于自行治疗的常见病和多发病，如感冒、咳嗽、消化不良、头痛、发热等轻微疾病的药物。

3. 处方和非处方混合药　许多药物既有处方药身

份，又有非处方药身份。例如，氢化可的松作为非处方药时，只有用于治疗皮肤过敏的外用软膏剂；而用于治疗急性炎症、风湿性心肌炎、类风湿关节炎，以及支气管哮喘等其他疾病的氢化可的松的片剂或注射剂为处方药，使用时需要医药专业人员进行监护。

四、血药浓度检测

血药浓度检测是通过一些实验室技术手段检测患者血液中的药物浓度，以观察药物浓度与其疗效和毒副作用的关系，从而获得最佳治疗剂量，达到给药个体化，提高药物的疗效和减少不良反应的目的。由于个体差异和其他一些因素，即使是同一药物、同一种剂量，采用相同的给药途径，在不同的患儿血液中达到的浓度有可能不同，导致药物的疗效也不一样，这就是为什么同样使用的常用量，对一些人疗效较小，甚至是无效，而另一些人则可能出现药物毒性作用。血药浓度的测定虽然非常重要，但血药浓度检测的设备技术和方法要求较高，特异性强，价格昂贵，并非使用的所有药物都必须检测血药浓度。

1. 需要测定血药浓度的药物

(1)有些药物毒性较大，而且其药物剂量与中毒量十分接近，如强心苷和抗心律失常药，患儿之间有很大的差异。常用量时，有些患儿出现中毒反应，另一些人却不能达到控制心衰症状的目的。检测血药浓度，可以帮助选择有效剂量，并使毒性作用发生率降至最低。

(2)药物在体内的消除通常与剂量有关。有些药物半衰期随浓度增加而延长，如苯妥英钠、乙酰水杨酸等，其药物的剂量与血药的浓度之间不具有线性关系，当剂量稍有增加，即可使血浓度明显升高。对这些药物必须进行血药浓度检测，以减少毒副作用。

(3)有胃肠道、心、肝、肾等疾病时，药物的动力学可发生显著变化。例如，胃肠道疾病，可影响口服药物的吸收；心衰患者由于心输出量降低，可影响药物分布，而肝脏和肾脏的血流量减少，则影响药物的代谢和清除。因此，测定血药浓度可以合理调整个体给药方案。

(4)一些长期服用的药物容易蓄积，血药浓度容易过高，而且不易察觉出现药物的毒性作用，如癫痫患者要长期服用苯妥英钠，但脑内药物浓度过高，则影响智力发育，测定血药浓度可作为一种预防措施。

(5)合并用药，由于药物的相互作用而改变体内的转化过程，通过血药浓度测定可进行有效的校正。

2. 血药浓度检测的注意事项

(1)不能单凭血药浓度来确定和调整治疗剂量，必须结合临床观察进行全面分析。临床疗效好，即使未达到有效血药浓度，也不应增加药物剂量；反之，已出现药物中毒症状，即使没有达到有效血药浓度，也应及时停药。

(2)严格掌握采血时间才能充分有效反映血药浓度，任意时间采样测定血药浓度是无临床意义的。如连续服药，必须达到稳定状态后，才可以采血，否则所测得血药浓度容易偏低；口服给药后，一般要求在消除时相采血，这时的血药浓度可反映作用部位的药物浓度。药物在静脉注射后，血药浓度在作用部位血流丰富的组织，如心、肺等，药物可很快达到平衡，但对作用部位在细胞内或血流量低的组织，则需1小时以上才能达到平衡。

(3)有些药物，如洋地黄毒苷、苯妥英钠等，在血液中能和血清蛋白高度结合，常规测试技术多数是测定血中药物总浓度(游离的及与白蛋白结合的)。但在低蛋白血症或尿毒症等患者，血清白蛋白结合药物的能力降低时，游离性药物浓度可显著增加。总血药浓度不能正确反映游离性药物浓度，这样容易导致严重中毒。

3. 部分治疗药物有效血浓度范围参考值　见表1。

表1　部分治疗药物有效血浓度范围参考值

药物名称	血药浓度范围(纳克/升)	采血时间
对乙酰氨基酚	10～20	给药后1小时
阿司匹林	150～300	口服药后1～3小时
茶碱	10～20	静滴：下次给药前 口服：给药后2～4小时
地高辛	0.8～2	服药后8～24小时
奎尼丁	2～5	下1次给药前
普鲁卡因酰胺	4～10	下1次给药前
利多卡因	1.5～5	静滴后3和9小时
苯妥英钠	10～20	下1次给药前
卡马西平	6～10	下1次给药前
丙戊酸钠	50～100	下1次给药前
苯巴比妥	15～40	下1次给药前
万古霉素	峰浓度：25～40 谷浓度：5～10	静滴后1小时 下1次给药前

五、药品说明书

每种药品都应该有说明书，它向人们表明药物的特性，其内容包括药品名称、结构式或分子式、作用与用途、用法与用量、毒副作用、注意事项和禁忌证、规格、含量、贮藏条件、批准文号、生产批号、有效期或失效期等。应该说，正确阅读药品说明书是合理用药的科学依据和保证，任何人使用药物前都应该认真阅读说明书，才能做到合理应用。

1. **药品名称** 药品的名称通常可分为商品名和学名。学名是全世界通用的，常用英文表示，在任何书刊杂志上出现的学名应该是统一的。同一学名的药品可以有很多商品名，任何生产商可以为它取一个商品名。因此，一个药品可有多个药名，不同的商品名也意味着有不同品质。药物品种繁多，同药可以不同名，同药也有不同包装、不同剂量、不同剂型等。例如，含有头孢三嗪的药物，有罗氏芬、凯塞欣、泛生舒复、头孢曲松钠等名称。不同厂家生产，名称不同，价格不同，治疗效果也有可能不同。有些药物的名称只差一个字，作用却完全不同，要注意区分，不能错用，如消炎药，并非就是抗生素。

2. **药品成分** 指的是主要成分，也有增效剂，如阿莫西林加舒巴坦，以增加疗效。其他附加物，如安定剂、保藏剂等一般不在成分栏里列出。

3. **适应证** 是表明能治疗什么病，也是药物的作用与用途，如抗生素有时写的是可以治疗哪些感染性疾病，有时写的是抗菌谱，也就是说明可以杀死或抑制哪些细菌，应该相互参考，或听取医生的建议。有的说明书表明有治疗发热感冒的作用，但并非是退热药，不能像退热药一样起到快速退热的作用。

4. 药品含量　每种药物都有其药品含量，有些药表明的是实际含量，有些表明的可能不是实际的药品含量，还有的药物是多种药品的混合制剂，药物的药效剂量往往是其实际的含量，只有采用了有效剂量才能达到治疗疾病的目的。

5. 用法及用量　一般药物剂量用克(g)、毫克(mg)或升(L)、毫升(ml)表示。有些药物，如生物制剂或抗生素常用“生物效价”来计算用量，并以“国际单位”(IU)来表示。儿童的药物剂量常常表明每日每公斤体重的剂量(用毫克/公斤体重·日或mg/kg·d表示)。如果没有特别说明，表明的剂量一般为成年人的常用剂量，小儿应按规定折算。有些药物剂量表明的是一个范围，可以根据病情选用，一般取中间量。也有的说明书写明了新生儿剂量，或治疗某种疾病的剂量，与常规剂量不同。有毒药物常表明了最大剂量，剧毒药品常标有极量，应注意不宜用最大剂量或极量。

6. 药品规格　是指每片或每支药的含量。应注意的是同样药物有不同规格，尤其是婴幼儿与成年人使用的规格是完全不同的。同样的罗氏芬注射制剂，其规格有0.25克、0.5克、1克，泰诺林和百服宁也都有婴幼儿、儿童及成人剂型，使用不当可影响疗效，增加毒副作用。

7. 禁忌证　绝对禁忌，就是完全不能使用的药物；相对禁忌，则表示要十分小心使用的药物。慎用表明是慎重使用，也就是使用该药时，必须密切观察药物的异常反应，若有异常反应时应立刻停药；禁用是指某些人或患某些疾病后使用这类药物，必然会产生不良反应，应禁止使用。青霉素过敏的人不仅禁用青霉素，对头孢类的药物也应慎用，因为头孢类药物与青霉素有交叉变态反应，有发生过敏的可能，在使用时应观察反应。也有些说明书写明了肝肾患者慎用，12 岁以下儿童慎用，禁食生冷辛辣等内容。使用时，一定要严格掌握。

8. 副作用或不良反应　严格来讲，只要有可能发生的不良反应，都应该在药品说明书中写明。有的药品说明书标明了有头痛、恶心、呕吐，有肝肾损害等不良反应或副作用，一般不影响药物疗效，这表示并不是每个人用药都会发生这些反应，并非不能使用，只是事先告知，让用药人有心理准备。正规的药商会将所有的、发生过的不良反应都写明。说明书上写的副作用较多，并不表明此药不良反应就多，也不能说明这些毒副作用会在每个人身上发生；相反，也有些药商写的副作用较少，并不等于没有不良反应，有可能其不良反应尚未被认识，有时是在回避副作用。

9. 药品批号　药品批号一般表示该药的生产日期。要识别清楚药品的批准文号、生产批号、有效期或失效期，有助于鉴别假劣药品，判断药品是否失效。弄清楚制造厂家的名称、地址、经销商或分装厂名及药品代码等内容，便于了解此药的真伪，也便于使用中遇到有关问题时及时解决。

10. 贮藏　药品是否需要特殊储藏，如避光或冷藏，一般会在此栏说明。了解药品的贮存方法，便于正确贮存药品，以保证药物疗效，如有些药品应冷藏，有些药品需冷冻，也有些药品溶解或开封了，就不能长期保存。

11. 药品说明书　购买整瓶或整盒药品，一般都附有药品说明书，应仔细阅读理解。药品说明书的最前端通常是药品的名称和许可证号，如“×卫药准字第××××号”，表示该药由国内某省卫生厅核准制造的；又如“卫药输字第××××号”，表示该药是由国外制造，输入进口的。

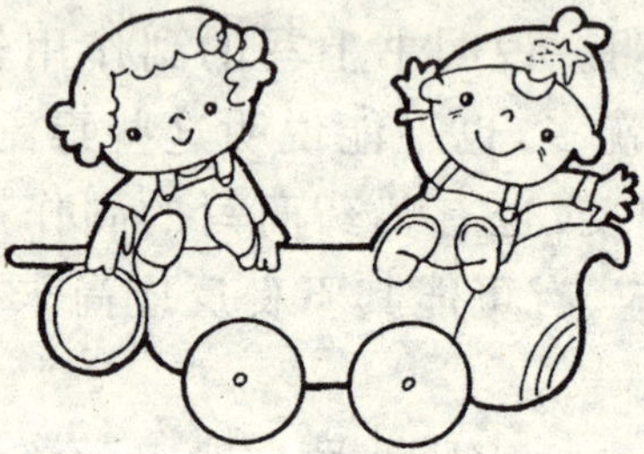

第二章　婴幼儿临床用药原则

临床药物种类繁多,使用药物既要有最好的治疗效果,又要把不良反应降到最低限度,这才叫合理使用。如何正确选择和合理应用,是每一位临床医师或者药物使用者必须认真对待的问题。合理用药是治疗疾病、避免毒副作用的保证,但合理用药并非是件容易的事,要考虑的因素是很多的。

一、确定诊断

尽早确定诊断是用药的前提。一般是根据病因、发病机制、并发症,以及疾病的分型、分期、分度选用药物。同样是发热的患者,发热的原因不同,治疗也是不同的。婴幼儿发热最常见的原因是感染,可以是病毒性的,也可以是细菌性的,感染也可能是一般的感冒(上呼吸道感染),也可能是肺炎(下呼吸道感染)。发热的婴幼儿还可能是传染病,如幼儿急疹,或者是川崎病等。婴幼儿家长在使用非处方药前,必须有自我诊断能力,如通过阅读医药手册和科普书刊,了解一些有关治疗婴幼儿常见病和多发病的药物知识,并应具备对疾病症状进行判断的能力,根据婴幼儿的病情和机体状况,选择应用非处方药,如退热、止咳、助消化药等。对于患儿的病因不明或病情较重，使用非处方药一段时间（一般为 3 日左右）后，症状未见缓解或减轻，甚至有恶化趋势，应及时去医院诊治，以免延误病情。

二、选择药物

选择药物要根据疾病的诊断和药物的适应证，严重的感染性疾病还要参考细菌培养和药物敏感试验的结果。对于婴幼儿，应该尽量选择高效，不良反应轻，适用于婴幼儿的药物。正规医院的医师开出的处方药应该是可信的，即使是非处方药，也应该去正规的药店购买。市场上能够买的非处方药，有许多作用相似，但药名不同，也有药名相似，但作用完全不一样。选择药品时，不能只看药物的名称、剂型及药片的大小，一定要了解药物中所含的成分，用途或适应证，如百服宁和泰诺林都含有相同成分的对乙酰氨基酚，都具有退热的作用，故不能同时使用。有时希望使用的某种药物购买不到，可以选择同类药，如退热药，没有百服宁，可以选用美林、泰诺林，但要注意使用适合婴幼儿的剂型。选用药物也应该结合婴幼儿的表现，同样是止咳药，有些适用于干咳，有些适用于有痰的咳嗽等。消炎的药物并非一定就是抗菌药物，有些用于感冒发热的药并非就是退热药。同时，还应根据疾病选择药物。有胃肠疾病的小婴儿，如有呕吐症状时，应避免使用对胃肠道有刺激的药物；有腹泻症状时，避免使用在胃肠道吸收的药物。

多数疾病都有相应的治疗药物。有些是特效药，有些药物仅仅是为了缓解症状，有些只是辅助治疗，这些药物要合理搭配才能达到治疗疾病的目的。相同作用的药物联合使用，有可能产生增强药物疗效的作用，但也可能减弱其疗效，同时也可能增加药物副作用，导致药物滥用。例如，急性上呼吸道感染，治疗疾病主要是抗病毒或抗细菌药物，退热药只是对症药物，只有在发热时才可以使用；止咳药是配合止咳化痰，减轻呼吸道的炎症。如果对药的知识不是很了解，尽量不要联合用药，联合用药的种类越多，毒副作用的发生率就越高、越严重。在使用复方药物时，尤其要避免使用含有与过敏药物成分相同的复方制剂。

三、药物剂量

药物的剂量与药物的治疗效果和不良反应有明显的关系，尤其是婴幼儿和新生儿。由于婴幼儿期是生长发育最旺盛时期，儿童的体重、身高、体表面积等均随年龄增加而改变，用药剂量也应随年龄而改变。小儿药物剂量计算方法很多，包括根据体重、体表面积计算及以年龄估算等方法。

1. 计算药物剂量

(1)根据体重计算：应首先选择按婴幼儿体重计算药物剂量的方法。药物剂量＝体重(公斤)×每公斤体重的药物剂量(每次或每日总量)。

①根据实际体重。对婴幼儿和新生儿，根据实际的

公斤体重直接计算药物剂量应该是比较准确的，尤其是那些对剂量准确性要求高的药物，如剧毒药、麻醉药等。

② 根据实际年龄计算体重。如果不知道实际的体重，可以按年龄估算出体重。6 月龄以内婴儿体重＝出生时体重（公斤）＋月龄×0.7；7～12 月龄婴幼儿体重＝6（公斤）＋月龄×0.25；2 岁以上体重＝年龄×2＋7 或 8（公斤）。

（2）根据体表面积计算：药物剂量＝实际体表面积×每体表面积的药物剂量（每次或每日）。不是每一种药物都有儿童公斤体重的剂量，必要时还须了解如何通过体表面积来计算药物剂量，实际上这种方法更适用于年龄较大的儿童。

①根据年龄计算体表面积的公式。体重 30 公斤以下的小儿体表面积（平方米）＝小儿体重（公斤）×0.035＋0.1

②按表格换算体表面积。见表 2。

表 2　婴幼儿体重与体表面积换算表

体重（公斤）	体表面积（平方米）	体重（公斤）	体表面积（平方米）
2	0.15	10	0.45
3.3	0.20	15	0.60
5	0.25	20	0.80
8	0.35		

（3）根据成人剂量计算：有些药物只有成人的剂量，没有婴幼儿的药物剂量。严格来讲，这些药物不应给婴幼儿使用。

2. 计算药物剂量注意事项

(1)无论采用哪种方法计算所得的小儿用药剂量都有一定的局限性,在实际应用时,药物剂量的计算应结合婴幼儿体质情况考虑。虽然是同一年龄,因胖瘦不同,体重也会不同,如小儿营养不良或肥胖儿、水肿患儿,体重有一定的差异,按实际称出的体重计算会造成药物过量或量不足。年龄与体重差异过大时,可以取实际体重和标准体重的平均值来计算药物剂量。

(2)药物的说明书上标明的药物剂量往往有一个使用范围,具体使用的药物剂量还应该遵照医嘱,也就是说应该根据实际的病情用药。药物剂量的计算还应结合婴幼儿病情考虑,病情较重者,剂量可以大些;病情较轻者,药物剂量可以小些。病种不同,剂量也有差异,如化脓性脑脊髓膜炎的患儿,药物剂量大才能通过血-脑屏障,达到治疗效果。

(3)药物剂量受许多因素的影响,不是固定不变的。有些药物要首次加量;有些药物要从小剂量开始,逐渐加量,然后再用维持剂量;还有些药物首次用负荷剂量,以后用维持剂量。虽然同一种药物,用药目的不同,剂量也不同,如苯巴比妥用于抗惊厥时剂量要大,而用于镇静时剂量较小。

(4)同一种药物,如果用药途径不同,用药剂量差异很大,如静脉注射给药量比口服量要大。对于一些需要长期服用的药物,如抗癫痫药物(苯巴比妥、卡马西平、丙戊酸钠等)应根据血液中药物的浓度及临床表现,不断调整药物剂量。

(5)肾脏是排泄药物的重要器官,婴幼儿使用一些主要从肾脏排泄的药物或有肾毒性的药物(如卡那霉素、地高辛等),应减少剂量。肾功能不全时,应严格按照肾功能的状况计算药物的剂量。

(6)婴幼儿,尤其是有肝脏疾病的患儿,使用主要经肝脏代谢的药物或肝毒性药物时(如红霉素等),需要减少剂量。

(7)无论用体表面积计算药物剂量,还是用成年人折算出的药物剂量,都不适用于婴幼儿,尤其是新生儿。即使在有些边远、贫困地区缺乏适用于儿童的药物时,一般也只是非剧毒或对肝肾无损害的药物,才可以这样计算和使用。

四、给药途径

药物通过不同途径进入机体,并通过血液循环到达特殊作用部位,发挥其药物作用。给药途径是根据病情的轻重,疾病的部位来确定的。婴幼儿常用的给药途径,主要有口服、静脉注射、肌内注射、皮下注射、直肠灌注、滴眼、吸入,也可皮肤局部用药等。每种给药途径均有其特殊目的,也各有利弊。

1. **口服用药** 口服用药应该是最方便、最常用、最安全,也是最便宜的给药方法。一般副作用较少,只要病情允许,应尽可能口服用药。慢性疾病用药时间长,应口服用药;有些疾病口服用药的效果比注射更好,如细菌性痢疾、胃肠炎、消化不良、便秘等肠道疾病，口服用药可以直接到达胃肠道，能直接和较快地发挥药物治疗作用。口服用药容易受其他口服药物和食物的影响，为了避免药物的相互作用，减少药物和食物的相互影响，一些药物需要在饭前服，而另一些药物应该在餐后服用，还有些药物避免与某些食物和药物同时使用。有些通过胃肠道吸收的口服药物，可以刺激胃肠道，如阿司匹林和大多数非类固醇抗炎药，可损害胃黏膜和小肠壁并诱发溃疡；也有些药物有可能在胃内被胃酸和消化酶破坏，使疗效减弱；有胃肠道疾病，如呕吐、腹泻、吸收不良的患儿，口服用药是难以吸收的；病情严重、昏迷的患者不能咽下，口服用药只能用胃管送下。由于婴幼儿吞咽能力差，不能配合服药，应尽量选用有婴幼儿剂型的药物，如糖浆、干糖粉、冲剂、滴剂、口服液、混悬液、泡腾片等。一般婴幼儿不易直接使用普通片剂、丸剂、胶囊剂、糖衣片、缓释片、肠溶片等固体口服剂型。如直接使用这些剂型的药物，可能引起咳嗽、呕吐，甚至有窒息的危险。必要时可将药物研成细粉末状，混在糖浆或果汁等香甜可口的液体中给婴幼儿喂服。缓释片和肠溶片剂等有特殊效果剂型的药物，要求整粒吞服才能发挥其特殊效果，若研碎后服用，不仅会降低药物疗效，有的还会引起副作用。尽管口服用药较注射方便，但让婴幼儿服药并不是一件容易的事情。有些婴儿可能因异味拒绝吃药，有些小儿服药后会引起呕吐，这都可能影响药物的疗效。虽然婴幼儿常用的饮料，如果汁、糖水、牛奶可以帮助患儿服用药物，但这些饮料有可能影响药物的疗效。含有酸性物质的果汁，常可使许多药物提前分解，不利于胃肠吸收；与某些碱性药物同时服用，使药性大减。牛奶中含蛋白质、脂肪酸较多，不仅影响机体对药物的吸收，还容易使牛奶及其奶制品变质。有些中药苦味较重，加入过多的糖，也可能影响疗效。

2. 直肠给药　直肠壁有丰富的血管网，药物可以通过导管直接注入肠道，并在直肠得到迅速吸收。直肠给药有时比口服给药效果好，维持时间长，如婴幼儿镇静使用的水合氯醛、地西泮等。有些药物也可与蜡状物混合制成栓剂，从直肠给药，如小儿退热栓。婴幼儿直肠给药虽然可以减少胃肠道反应，也较口服容易接受，但肛门直肠用药时会刺激排便，使药物在肠道保留时间过短，不能得到充分吸收，达不到药物的预期效果。

3. 注射给药　注射给药包括皮下注射、肌内注射和静脉注射。皮下注射，是将注射针头刺入皮下，药物可以进入小血管，并随血流进入体循环。一般注射的药物量较少(1～2 毫升)可采用皮下注射，常用于婴幼儿预防接种。需要给予容量较大的药物时(10 毫升以下的药物)，可考虑采用肌内注射，因为臀部肌肉较丰富，而且肌肉深处丰富的血管有利于药物吸收，但注射油剂或混悬液时，应采用更长的针头，深部肌内注射。婴幼儿肌肉欠发达，无论是肌内注射还是皮下注射，局部吸收较慢，药物效果发挥时间也慢，而且还容易引起局部无菌性炎症，不宜多次注射。静脉注射可以直接将药物注入静脉，不仅能给予大剂量的药物，而且能做到快速、准确给药。静脉注射技术要求高，特别是婴幼儿静脉穿刺较为困难，也容易出现输液反应、血栓及静脉炎。

4. 喷雾吸入　通过特定的装置将一些祛痰药、平喘药转变成雾气，通过患儿的呼吸，使药物从气道直接进入肺部。雾化吸入方式主要用于治疗呼吸道疾病，具有作用直接，毒副作用较少的优点。由于喷雾吸入进入血液的药量较少，一般不用于治疗除肺部以外的其他组织或器官疾病。由于婴幼儿难以保证在特定时间内吸入规定的药量，可选用储雾容器或雾化系统定量给药。

5. 皮肤用药　皮肤用药也称为外用药。婴幼儿皮肤娇嫩，通透性较大，应避免用刺激性较大的外用药。因婴儿用手抓摸皮肤上的药物，容易误入眼、口腔内引起意外，应尽量选择既能口服又能外用的药物，做为外用药物使用。

6. 用药方法选择　根据药物的特性和疾病情况，选择合适的给药途径，才能达到有效治疗疾病的目的。静脉给药能迅速使血液达到最高的有效浓度，起效快，为危重患者或不能口服给药者首选。支气管哮喘时，应根据发作情况选择用药。急性期时，应选择高效、作用时间短的β-受体激动剂和糖皮质激素，可以迅速有效地缓解支气管痉挛；而非急性发作期，应使用长效的、吸入型β-受体激动剂和糖皮质激素，减轻气道炎症，防止急性发作。重度哮喘，选择静脉和口服用药；而轻度哮喘，常用局部雾化吸入方法，使药物直接到达呼吸道，达到解除支气管痉挛，也可减少全身的副作用。肠道感染，一般应选择肠道用药，可以直接进入肠道，能有效杀灭细菌。皮肤病首先应采用外用药。

五、用药时间

1. 给药次数　为了使药物获得治疗效果，同时不产生毒副作用，用药时间、治疗疗程是很重要的。给药的次数是由药物代谢的半衰期长短来决定的，也就是药物在体内消除快，给药的次数应该是每日多次，如青霉素类药，每日需要用 3～4 次；而同样是抗生素的阿奇霉素，由于其半衰期较长，每日给药的次数只需 1 次。住院患者可以保证每日多次给药，但门诊患者，尤其是婴幼儿，难以保证多次静脉给药，所以可选用长效、每日 1 次的药，以保证疗效。

2. 用药间隔时间　须连续用的药物，如抗生素、维生素等多数药物均按每日计算，计算出的药物剂量，分1～3次应用。严格来讲，每日 3 次，表明每 8 小时服药 1 次，也就是 2 次服药时间应间隔 8 小时；每日 2 次，服药时间应间隔 12 小时。镇痛药和退热药，一般在症状发作时服用，往往是按公斤体重计算出每次的剂量，无须分次口服。对于毒副作用较大的药物，应严格掌握用药间隔时间。

3. 用药时机的选择

(1)酵母片、胃蛋白酶等助消化药物，均须饭后 15 分钟服用。有些药物可与食物混合在一起服用，有利于药物作用的发挥；抗胃肠痉挛药、抗肠道感染药、缓泻药也应该在饭后服用。对胃肠道有较强刺激的药物，如硫酸亚铁，某些抗生素等，在餐后服用，药物可以被食物稀释，减少对胃黏膜的刺激作用，可减少不良反应。

(2)多数药物空腹服用效果较好，容易吸收，也不容易受食物影响。婴幼儿空腹服药，胃肠反应较重，容易引起呕吐，服药时间最好选择在两餐之间。

(3)镇静、催眠的药物，往往是需要时服用，如小婴儿睡眠无规律，昼夜不分，可酌情在夜间睡前服用催眠药。小婴儿在做检查时不合作，往往需要使用适量的镇静药物，一般可选择在做检查前半小时使用。

(4)糖皮质激素，选择早晨用药副作用少，尤其是需要长期服用，最好是每日或隔日晨服。

(5)根据病情确定用药时间，如用于脱水的药物甘露醇，是根据脑水肿的严重程度来确定给药时间，严重时每 6 小时给药 1 次；随着病情的好转，也可 8～12 小时给药 1 次。

六、停药时间

在一般情况下，药物已达到预期的治疗目的，或症状已消失，应及时停药。及时停药与合理用药一样重要，不仅可以减少药物的毒副作用，而且可以避免产生耐药。

1. *对症治疗的药物*　如感冒药，只是为了减轻或消除发热、鼻塞、流清涕的症状，以及退热药物可以缓解症状，并不能达到消灭感冒病毒的作用，一般症状消失，应及时停药。

2. 需要一定疗程的药物　如抗菌药物，在上呼吸道感染病情已改善时，用 3 日就可以停药了；而肺炎为下呼吸道感染，用药时间应该长些，如支气管肺炎需要 7～14 日，支原体肺炎需要 2～3 周。败血症时，抗生素治疗应达到半月以上才能停药。如果过早停药，疾病治疗不彻底，容易复发；如不及时停药，会出现不良反应。

3. 易产生依赖性的药物　有些药物易产生依赖性，停药易引起疾病反复，或出现撤药反应。长期使用糖皮质激素，停药前应先逐渐减少药量，然后再停药。

4. 不能突然停用的药物　有些药物一旦停药可能会导致严重的副作用，不可随意停药。如癫痫，虽然用药已控制了症状，但还须脑电图确认，医师同意才可停药。另外，用地高辛治疗心肌病，也需要超声心动图确认，医师同意才可停药。

七、药物疗效观察

治疗中要不断观察药物治疗的效果。疗效的判断是通过观察患儿的症状、体征和各项实验室指标的变化来确定的。

1. 效果不佳　要考虑诊断是否正确，剂量是否足够，是否有必要调整药物剂量或更换药物。婴幼儿在不断生长，用药不能按原剂量使用，应根据婴幼儿的体重随时调整用药剂量。当用退热药后体温不降，要认真了解病情发展，不能因为还发热就认为药物无效，要了解发热的高峰是否有下降，退热的时间是否延长了，或者做一些辅助检查来确定病情是加重，还是减轻，然后再确定是否需要更改治疗方案。还要考虑治疗的目的是否达到，如发病因素是否已消除，机体功能有无改善，病理改变是否逆转，各项生理、生化、免疫指标是否恢复正常等。

2. 治疗中要不断观察药物的不良反应　任何药品都有毒副作用，非处方药的安全是相对处方药而言的，并非是绝对安全。无论是使用过的药物，还是未使用过的药物，都可能出现变态反应。虽然是使用正常剂量，也会产生毒副作用。有些药物的毒副作用没有明显的临床症状，应定期检测血常规、尿常规、血药浓度和肝、肾功能等。

3. 注意个体差异　同样的药物在不同的人体内，可产生不同的疗效，这种因人而异的药物反应，我们称为个体差异。人对药物反应性的差异与遗传基因有关，如有些人代谢药物的速度慢，药物易蓄积并引起中毒；有些人代谢药物速度快，药物在体内不易达到有效血浓度，影响疗效。遗传因素也可影响药物作用，如葡萄糖-6-磷酸脱氢酶(G-6-PD)缺陷的患儿，服用磺胺类药物时，可导致溶血。

第三章　影响药物作用的因素

大多数人使用药物可以达到预期的临床疗效，但有许多因素可影响药物的作用。药物质量方面的因素，患者体质方面的因素，还有心理因素等皆可影响药物作用。当药物不能达到预期的疗效时，应考虑到是否有某些因素影响了药物的疗效。

一、药物因素

1. 药物的质量　药物的质量是影响药物疗效最重要的因素。药物的成分、剂量、制造工艺等均与药品质量有关。临床上可发现，有些患儿用了药物，但疗效不明显，有可能是因为药物的质量差，或者使用了假药、劣药、过期药。一般虽无法了解药物的质量，但只要在正规的医院和药店购买，药物的来源应该是可靠的。

2. 药物的剂型　每个婴儿都有自己的喜好，应尽量选择患儿喜爱的药品剂型、颜色、味道，使患儿乐于接受，从而保证治疗效果。

3. 药物的相互作用　一般来讲，一种药物可增强或减弱另一种药物的作用，或改变另一种药物的吸收、代谢、排泄过程。正确的联合用药有益于疾病的治疗，但不适当的联合使用可导致有害的作用，如退热药与含有同类成分的退热药同时应用，增加退热效果的同时，也可能导致体温不升。两种作用相反的药物联合应用可产生相减作用。

4. 药物与食物相互作用　食物常常可影响药物的疗效，如口服药物是通过胃肠道吸收，有些食物可以影响药物的吸收。这类药物的用药说明书上特别提示了该药应在饭前 1 小时服用，饭后几小时服用，间隔至少 2 小时服用等，应予以重视。例如，抗生素与钙剂或乳制品同时服用，则影响其吸收。

二、医疗因素

1. 不合理用药

(1)病毒性感冒、非感染性腹泻（如婴幼儿秋季腹泻）患儿，使用抗生素是无效的。流行性感冒，尽管是病毒感染，但并不是所有的抗病毒药物都有效。

(2)丙种球蛋白对部分传染病有一定的预防作用，患儿接触了这些传染病，如麻疹、甲型肝炎、脊髓灰质炎、风疹等，可使用丙种球蛋白。乙型肝炎、流行性感冒、水痘、普通感冒、流行性腮腺炎等，用一般的人血丙种球蛋白预防是无效的。

2. 药物和疾病的关系　由于药物的全身分布，在作用于某一部位疾病的同时，也可能影响其他部位，用药时应考虑患儿是否还有其他疾病。呼吸系统药物可影响心脏的功能，用于感冒的药物可影响眼睛等。用氨茶碱治疗哮喘时，要注意患儿是否有心脏疾病。

三、个体因素

1. 个体化药物剂量　为了使药物达到满意疗效，又不产生毒副作用，用药必须考虑患儿的年龄、饮食习惯及种族，做到个体化的调整剂量。

2. 神经系统对药物的反应　小儿神经系统、血-脑屏障发育常不完善，对药物表现出不同的反应和耐受性，如婴幼儿对氨茶碱敏感性较高，容易引起兴奋性增高，而鸦片类对婴幼儿的呼吸中枢有明显抑制作用，婴幼儿不宜使用。

3. 酶系统对药物反应的影响　某些药物的代谢须经肝脏酶系统的作用才能解毒，婴幼儿酶系统发育不成熟，药物解毒作用较弱，容易引起药物中毒。

4. 肾功能与药物剂量的关系　不少药物从肾脏排泄，肾功能与药物的种类和剂量有很大的关系。婴幼儿肾功能尚未发育完善，对药物的排泄降低，如联合用药或大剂量用药，易导致药物蓄积中毒。

5. 营养状态　营养不良者体重轻、脂肪少、血浆蛋白含量少，会影响药物分布和蛋白结合率；肝脏酶含量减少和肝功能降低，可影响药物灭活；应激功能、免疫功能和代谢调节功能降低，可使疗效减低，不良反应增多。

四、心理因素

影响药物疗效的心理因素也是很重要的，药物治疗的效果常受患儿家长的心理影响。药物是医师治疗疾病的主要手段，如果患儿家长在心理上能接受药物，并且遵医嘱给患儿服用，才能有效发挥药物的作用。反之，如果家长对药品表示怀疑或者从内心反感，不愿意或被动接受，不能很好地执行医嘱，即使服用了药物，其疗效也会受到影响。在临床上，家长的心理因素影响疾病的治疗问题还是很多的。

1. *对症用药*　有些药物有明显改善症状的作用，但不能达到治疗疾病的目的。退热药、止痛药的退热和缓解疼痛的作用是暂时的，不能达到真正治疗疾病的目的。感染性疾病的发热，单纯使用退热药，退热时间只能维持3～4 小时，如感染不控制，还会再次发热，只有控制了感染，才能达到完全退热。如果不分析病因，不能及时做出病因判断，只是根据当前疾病的症状使用药物，有时会掩盖疾病的本质，造成误诊、误治。腹痛用止痛药，对一般的肠痉挛是有效的，但对婴幼儿的肠梗阻、肠套叠引起的腹痛，使用止痛药，容易掩盖病情；急性腹泻时，使用止泻药，会影响肠内的毒素排出体外；咳嗽时，不加选择地使用止咳药不利于排出炎症性分泌物及异物。

2. *贵药与好药*　一般人认为，药品价格越贵，质量就越高，疗效就越好，就是好药。有些进口药，疗效确实好，但价格高，还是要考虑疾病是否需要。病毒引起的幼儿急疹，无论使用多贵、多好的药，都不能改变发热 3～5 日的病程。病毒性腹泻，需要多喝水，调整饮食，适当服一些微生态药物和保护肠黏膜药物即可解决，多昂贵的抗生素也不能控制腹泻，反而可能导致肠道菌群失调，加重腹泻。贵药不一定就是好药，任何药物能科学、合理的使用，都能成为好药。

3. 有病就用药　药物可以治病，也能导致疾病，特别是各器官正处于发育成熟过程中的婴幼儿。家长急于使病情缓解，用药过多，从而导致疾病越治越复杂，越治越严重。例如，长期使用抗菌药物，不仅容易导致细菌耐药，还容易导致菌群失调。不必要的静脉输液，不仅能引起药物过敏和输液反应，还容易导致机体抵抗力降低。发热可以用物理降温方法退热；多喝水，注意休息都是治疗疾病的有效措施。不是所有的疾病都是用药越早越好，尤其是疾病的早期，症状表现尚不明显，有些检查还不能确定诊断，观察病情发展是重要的。婴幼儿的许多疾病早期就是发热的表现，需要有一个观察过程，滥用药可能会影响诊断，如有时吃多了食物引起腹痛，呕吐后腹痛可以缓解，无须用止痛药或止吐药。

4. 盲目联合用药　有些家长急切地盼望患儿的疾病早日康复，常给孩子服用多种药。这些药物互相之间有可能抵消作用，或加重毒性反应，有时不仅不能达到治疗疾病的目的，反而降低疗效，加重不良反应。例如，含有退热成分的扑热息痛与退热药合用，可加重毒副作用。青霉素与阿司匹林同用，可降低青霉素的抗菌功效。

5. 反复更换药物　治疗效果不好，按医嘱及时更换药物是应该的。但有时家长治病心切，片面认为疾病不愈是治疗效果不好，就频繁更换药物，这不仅不能了解药物的真实疗效，也容易耽误病情。药物，尤其是抗菌药物在体内要达到一定的浓度才能发挥作用，这是需要一定时间的。感染性疾病的抗菌治疗，不像退热药那样效果快，有时要用药3～4日才能见效，不能刚服用了几次药物，病情不见好转，认为效果不佳，就改用其他药物。有时疾病是在逐渐缓解，如感染控制后，体温是逐渐降低的。发热高峰降低，发热间隔延长，这都表明药物是有效的，这时更换药物，不仅对疾病治疗不利，还可能对抗菌药物产生耐药。

6. 随意增加药物剂量　从药物的药效动力学来讲，在一定药物剂量范围内，药物剂量增加，药效亦随之增强。但达到了有效血浓度，即使增加了药物剂量，也不能增加疗效，反而会增加药物的毒副作用。尤其是有些药物的治疗剂量与中毒剂量很相近，随意增加药物剂量极容易发生中毒，如感染性疾病，即使增加退热药或者抗菌药物的剂量，也不能缩短病程，反而容易引起药物中毒。婴幼儿用药时，更应该遵医嘱，按一定的剂量和次数给药。

7. 随意停药　有些家长将症状改善误认为是病好了，怕药物的副作用对患儿有影响，随意停止用药，这种行为是错误的。严重感染时，用解热镇痛药治疗可以使体温退至正常，但不发热并不表明疾病已完全治愈，如擅自停用抗菌药物可导致疾病反复。婴幼儿常见的川崎病急性期用阿司匹林治疗是需要一定疗程的，如擅自停药，不仅还会发热，而且可能发生很危险的合并症。

8. 乱用补药　为了增强孩子的体质，促进其生长发育，家长不惜代价为孩子选用最好的补品。医学上认可的、具有增强免疫功能的调节剂，如免疫球蛋白、胸腺肽等，对某些疾病能起到生物调节作用，具有辅助治疗作用，但并不能达到预防感染的目的。患有免疫缺陷病或有适应证时才适合使用，而且也应该在医师的指导下使用。其实，健康孩子最好不要服用补品。补品并不能增强体质、防治疾病，即使是维生素类及微量元素也不是补得越多越好。

9. 用成人药物　小儿不是成人的缩影，尤其是婴幼儿，不仅是体重上有差异，而且在生理、病理等方面都有一定的差别。成人药也不仅仅是剂量大，而且有可能不适合婴幼儿。生长发育期的婴幼儿，要避免使用影响生长发育的药物，如喹诺酮类抗菌药可引起关节病变，妨碍软骨的正常发育。所以，越小的孩子，越不能使用成人药物。

10. 中草药的安全性　有人认为，中草药的副作用小，比西药安全，其实这种认识是片面的。即使是婴幼儿常用的清热、清肺的中药，过量或不适当的使用，也能引起腹泻；雷公藤有免疫抑制作用，也有其他的毒副作用；有利尿作用的关木通含有马兜铃酸，不适当地使用可引起肾功能损害。

11. 凭经验服药　有些人认为，以前曾用过的药物有效，每次都喜欢用此药，或听人说某种药物有效，就不加选择地应用该药。实际上，应用药物要因人而异、因病而异。感冒可由病毒或细菌引起,不可能每次都是相同的,按中医辨证可能是寒证或热证,所以同样的药物不可能对每次感冒都有效。

12. 恐惧使用药物 有些人害怕使用药物,认为是药三分毒,尤其是怕用抗生素、激素,喜欢用维生素。常由于不愿意使用抗生素和激素,擅自停药,从而影响了疾病的治疗效果。也有人服药后出现了一点异常,就认为是药物不良反应,不分析具体病情就停药。许多口服药经胃肠道吸收,多少都有些胃肠道反应,是没有必要停药的。

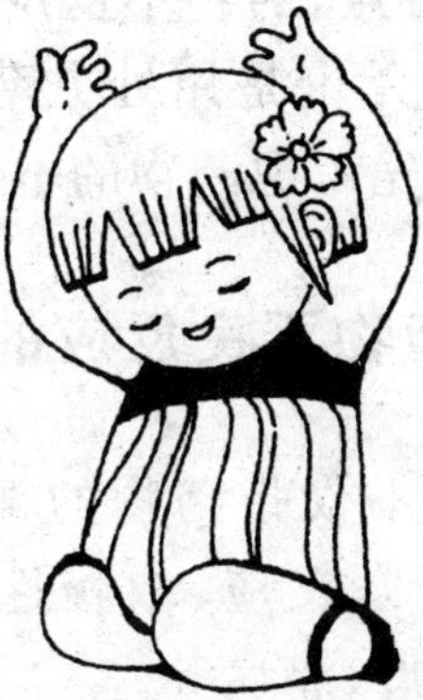

第四章　药物不良反应

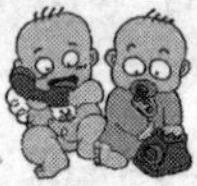

任何药物都有两重性，既有其治疗疾病的作用，也有其毒副作用。即使是合格的药物，合理使用，也不能完全杜绝药物不良反应的发生。药物不良反应的发生率和严重程度，不仅与药物的类型、给药途径、疗程长短、剂量有关，还与病人年龄、性别、疾病、遗传因素有关。了解药物毒副作用的基本常识，是减少毒副作用发生的重要措施。由于婴幼儿的生理特点，药物不良反应发生率较高，而且也较为严重。所以，无论是用处方药，还是非处方药，出现不适表现时，应首先考虑药物的不良反应。

一、药物不良反应的分类

药物不良反应，不仅指药物的毒、副作用，还包括药物的特异性反应、变态反应、依赖性、成瘾性、继发性反应，以及导致胎儿畸形、癌症等。

1. 过量中毒　是由于应用的药物剂量超过了治疗范围而发生的毒副作用，尤其是那些毒副作用较大的药物，产生毒副作用的剂量与正常有效剂量相近，容易因药物过量，产生毒性反应。这种毒性反应的严重程度通常与药物的剂量有关，如镇静药、强心药等。

2. 变态反应　药物变态反应与个体遗传基因有关，与药物的剂量无关。使用易发生变态反应的药物前，如青霉素等，应先做过敏试验。父母对某种药物有过敏史，婴幼儿用该药物时，也应该慎重。

3. 特异性体质　有些小儿体内存在某种先天性特异质，决定了用药后可引起某种不良反应。这种不良反应常是特定的、不可预知的，而且这些反应与已知的药理效应无关，也不属于变态反应，如氯霉素引起再生障碍性贫血。磺胺类药物可使遗传性葡萄糖-6-磷酸脱氢酶(G-6-PD)缺乏的患儿发生溶血，这种不良反应要早发现、早诊断、早治疗。一旦诊断明确，应牢记今后再不要用此类药物。

4. 检验异常　有些药物不良反应没有明显的临床表现，只能借助于实验室检查才能发现，如药物对血液系统的毒性反应，可以引起白细胞、血小板减少等；药物对肝肾功能的损害，可引起转氨酶、尿素氮和肌酐上升，尤其是婴幼儿或者有肝肾功能损害的患者更应注意。使用这些药物时，应定期做一些特定的检查，如定期复查白细胞总数、肝肾功能等。

5. 交叉过敏　有些患者已经对某一种药物发生变态反应，以后使用另一种在化学结构上与这种药物相似的药物时，同样会发生药物变态反应，这就是药物交叉过敏。头孢类药物在化学结构上与青霉素类药物有相似之处，青霉素过敏的患儿使用头孢类的药物时，还要想到有10%的患儿可能会发生药物交叉变态反应。

二、药物不良反应的原因

1. 药理作用　最常见的药物不良反应是药物本身的药理作用引起的，而且这类不良反应是发生在治疗剂量范围内的。有些药物的不良反应比较轻微，患儿可以耐受，适当调整剂量可以纠正。例如，服用氯苯那敏等抗过敏药，易出现嗜睡、乏力的症状；服用红霉素后出现轻微呕吐、腹部不适等。一般不须做任何处理，停药后不良反应就会消失。如果不良反应严重或导致患儿出现其他异常症状或者使病情加重时，就应考虑停药，并改用其他药物，也可以有针对性地服用一些能削弱或抵消副作用的药物。婴幼儿长期使用抗菌药物，不仅杀灭了感染部位的细菌，同时也杀灭了胃肠道的正常细菌，导致肠道菌群失调。

2. 药物其他因素　有些药物制剂中含有添加剂、增溶剂、稳定剂、着色剂及药物合成中产生的杂质等，均可能引起不良反应。同样的药物生产于不同厂家，产生的不良反应也不同，有些人对某家药厂生产的药物不过敏，但对另一厂家生产的同一种药物可能产生变态反应。

3. 人体因素　人的体质、性别、年龄差别，都可能与药物不良反应有关，尤其是特异性体质是引起变态反应的重要原因，如链霉素和庆大霉素的耳毒性和肾毒性，有明显的个体差异。由于婴幼儿对药物的排泄较慢，容易在体内蓄积而产生毒性反应。

4. 药物代谢因素　血液药物浓度与其吸收、分布、排泄等有关因素密切相关。如新生儿血浆白蛋白减少，可以导致药物与血浆白蛋白结合减少，增加游离药物浓度，使药效增强，以致产生不良反应；肝肾功能受损时，对依赖肝脏代谢解毒或由肾脏排泄的药物，将会延长药物的作用时间，易引起不良反应。新生儿，特别是早产儿，因参与药物代谢和清除的酶活性较低，血-脑屏障功能发育不完善，更易产生不良反应。

5. 药物的相互作用　在临床上，为了加强药物的疗效，可以采用联合用药。但不合理的联合用药，药物相互作用也可以带来不良反应，甚至造成严重后果，如婴幼儿同时使用苯巴比妥和地西泮，可导致呼吸抑制。

6. 用药失误　用药失误也是发生药物不良反应的常见原因，但这是可以避免的。例如，医生的处方写错了药物的用量、用法或剂型，药师审核处方不认真，配错药，或家长不了解用药方法而盲目给患儿服药等都是导致患儿用药失误的因素。

7. 家庭误服药物　误服药物，也可以是家庭不合理用药。有些家长自己给孩子用药，既不咨询医生，也不详细阅读药品说明书，不熟悉药物的适应证和禁忌证，导致用药错误。有的药品广告夸大药物的治疗作用，回避药物的不良反应，误导了家长。有些家长把一些药品，甚至农药和灭鼠药随意放在孩子能拿得到的地方，以致孩子自己拿药误当糖果吃，结果造成药物中毒或农药中毒等。

三、药物不良反应的发生时间

1. 数秒钟～数小时　如过敏性休克，可在接受药物后突然发生。药物变态反应引起的支气管哮喘，多发生在用药后数秒至数分钟内。固定性药疹、荨麻疹、血管神经性水肿，多发生在用药数分钟至数小时内。

2. 半小时～2 小时　服用某些药物半小时～2 小时后出现恶心、呕吐、胃部不适等。

3. 数周　用药 1～2 周发生药物不良反应，表现有大疱性表皮松解萎缩性药疹、剥脱性皮炎型药疹、多形性红斑等。

4. 停药后　有些药物的不良反应发生在停药后，如长期使用激素突然停药，就可以出现不良反应；引起肝、肾功能损害的药物，如氯霉素所致再生障碍性贫血，可能在停药后较长一段时间才发生。

四、药物不良反应的临床表现

1. 胃肠道反应　绝大多数的口服药物可以引起不同程度的胃肠道反应，如恶心、呕吐，婴幼儿还可引起腹泻。药物的胃肠道反应因人而异，因药而不同，多数无须停药。更换药物或药物的剂型，或改为餐后服用，可以减缓这种反应，如红霉素的胃肠道反应较重，可以选择餐后服用，也可以更换胃肠道反应较轻的同类药，如克拉霉素或阿奇霉素。

2. 药物性皮疹　药物引起的皮肤黏膜炎症性反应，称药物皮疹，是最常见的一种药物性皮肤反应。发生原因可能与药物的药理作用、毒性作用、变态反应及人的特异体质有关。诊断药疹应有用药史，而且停药后皮疹消退。药疹常为全身性,并呈对称性分布。常先从面、颈部开始,依次波及上肢、躯干和下肢,出现皮肤发红、发痒,有时伴有畏寒、发热、全身不适等症状。药疹的疹型是多种多样的,可以是荨麻疹、丘疹、红斑、猩红热样皮疹或血管神经性水肿、水疱、紫癜、湿疹、剥脱性皮炎型药疹等,可以是单一种类的皮疹,也可同时出现多种皮疹。轻者停药后,皮疹逐渐消退,但严重的剥脱性皮炎和大疱性表皮松解症等有可能危及生命。引起婴幼儿皮疹的常用药物有抗生素类、解热镇痛类、镇静安眠类等。婴幼儿应尽量避免使用或慎用与其结构相似的药物。

3. 药物热　有些药物在作用于人体内的病原微生物的同时,也可导致机体发热,这是人体的特异性反应,可能与遗传有关。婴幼儿机体的体温调节不稳定,药物热较为多见。药物热常与药物疹等其他变态反应症状同时出现,一般停药后热退,不难诊断。

4. 血尿和肾功能损害　多发生在应用通过肾脏排泄的药物时。有些药物可以直接对肾脏产生毒性作用。其毒性与药物的剂量和疗程有关,如氨基糖苷类抗生素、二性霉素 B、镇痛药等;有些药物在尿中形成结晶,产生梗阻性肾病变,造成尿路梗阻,导致肾损害,如磺胺类、甲氨蝶呤;有些药物是经肾小球滤过,进入肾小管,在肾小管内形成高渗状态,而导致肾小管损害,如葡萄糖、甘露醇、低分子右旋糖酐;有些药物可以引起肾血管收缩,对于肾血管功能稳定性差的婴幼儿,易受药物损害,如镇痛药(阿司匹林、布洛芬、消炎痛、萘普生),二性霉素 B;还有些药物可以引起血尿，如双氯灭痛、环磷酰胺等。

5. 肝功能损害　有些药物可引起肝脏功能损害，如利福平、异烟肼、水杨酸类、消炎痛、安乃近、保泰松、四环素、红霉素、环磷酰胺等。

6. 白细胞减少　临床上有不少药物可导致白细胞减少，尤其是婴幼儿。引起白细胞减少的药物有以下几类：

(1)抗生素类：如大剂量的青霉素、氨苄青霉素、新生霉素、氯霉素、二性霉素 B 及头孢菌素类、磺胺类药物等。

(2)抗结核药：如链霉素、异烟肼、利福平、对氨基水杨酸类等。

(3)解热镇痛药：如消炎痛、布洛芬、氨基比林、安乃近、阿司匹林、非那西丁等。

(4)利尿药：如双氢克尿塞、利尿酸、呋塞米等。

(5)安定类药：如地西泮、利眠宁等。

(6)抗组胺类药：如苯海拉明、异丙嗪等。

使用上述药物时，应监测末梢血的白细胞，如引起白细胞减少，应停止使用，必要时可选用升白细胞的药物，如利血生、复合维生素 B 等。

7. 眼损害　可以引起婴幼儿眼损害的药物较多，但不易引起人们的重视，也不容易发现。

(1)多粘菌素可引起视神经炎、视神经萎缩，小儿尤为敏感。

(2)磺胺类可引起一过性近视、视神经炎、结膜炎等。

(3)链霉素有神经毒性作用，可引起突发性球后视神经炎；异烟肼可使视神经损害、视力模糊、视力下降等。

(4)糖皮质激素类可使眼内压增高、晶状体浑浊或白内障,还可引起眼球突出、角膜增厚。婴幼儿尤其应慎用,青光眼患者忌用此类药物。

(5)阿司匹林可致复视、视力减弱及模糊,可致变态反应性结膜炎。

(6)布洛芬可引起视力减退和色觉障碍。

(7)苯妥英钠可致幻觉、复视、眼球震颤、双侧瞳孔大小不均和调节失常。

(8)卡马西平可致结膜炎和晶状体浑浊。

(9)阿托品、654-2、普鲁本辛等可致瞳孔散大及睫状肌麻痹、视力模糊,并可诱发青光眼或使青光眼急性发作。

8. 影响生长发育　婴幼儿是生长发育最旺盛时期,长期应用影响生长发育的药物,可引起生长迟缓或发育障碍。

(1)可的松、氢化可的松、泼尼松等皮质激素制剂可对抗生长激素,长期大量应用能抑制儿童骨成长及蛋白质合成,导致生长发育迟缓。

(2)苯妥英钠、苯巴比妥能诱导肝微粒体酶加速维生素 D 代谢,造成缺钙,引起骨软化病或佝偻病,服用维生素 D 和钙剂可以防治。

(3)对氨基水杨酸、磺胺类及保泰松等药物,可抑制甲状腺激素的合成,通过影响甲状腺功能造成生长发育障碍。

(4)氯丙嗪(冬眠灵)可引起内分泌紊乱,导致儿童生长抑制。

(5)应用性腺激素制剂或影响垂体分泌促性腺激素制剂，均可影响第二性征发育，如人参、蜂皇浆等中药能兴奋垂体分泌促性腺激素，导致大龄儿童出现性早熟。

9. 影响智力发育　婴幼儿时期也是智力发育时期。长期应用中枢抑制药，可能影响儿童的学习和记忆功能，出现智力发育迟缓或障碍。目前已知地西泮、苯巴比妥、苯妥英钠和丙戊酸钠等，均能影响患儿记忆力。

五、药物不良反应的鉴别

许多疾病可引起机体代谢的改变或实验室检查的改变，临床不易与不良反应鉴别，容易引起患者的心理恐惧，认识这些改变有利于与药物的不良反应鉴别。一般来讲，这些改变对身体没有损害，停药后可以恢复正常。

1. 胃肠道反应　表现为恶心、呕吐等。这些症状不仅是药物的不良反应，也是婴幼儿多种疾病常见的伴随症状。一般来讲，疾病的表现应发生在前，药物的不良反应在后，有胃肠道表现的疾病，应尽量选择胃肠刺激性小的药物。

2. 皮疹　药物性皮疹是多形性的，与婴幼儿出疹性疾病难以鉴别，如幼儿急疹，一般发热3～5日后出疹，这时服用退热、抗菌药物，也有可能出现药物疹。一般可通过伴随症状鉴别，如幼儿急疹出疹时，常伴有热退，而药物疹一般热不退。

3. 发热　婴幼儿感染性疾病常伴有发热，此时用退热药和抗菌药物，常不容易与药物热鉴别。一般药物热表现用药物治疗时热不退，甚至出现高热，停药后体温可降至正常。

4. 尿液颜色的改变　尿液颜色的改变较为敏感。从肾脏排泄的一些药物常会改变尿液的颜色，如氨基比林可使尿液变为红色，消炎痛可以使尿液变为绿色，而利福平、复合维生素 B 可使尿液变为黄色，服用磺胺类尿液可呈锈黄色至棕或黑色，甲硝唑可使尿液变为暗黑色。多数改变尿液颜色的药物，不一定就是药物的副作用，也不需要停药。

5. 粪便颜色改变　有些药物口服后不能完全被吸收，可以改变粪便的颜色，如活性炭，可以使粪便变为黑色，口服抗生素可以使粪便变为灰绿色，消炎痛使粪便变为绿色，水杨酸、阿司匹林可使粪便变为粉红色至红色或黑色(肠出血)。

6. 影响血脂　有些药物可影响血脂，常可使检验结果出现假阳性，引起诊断错误。例如，维生素 A、维生素 D、糖皮质激素、呋塞米等，可使胆固醇检验值升高；而甲状腺素、对氨基水杨酸、卡那霉素、维生素 C，则可使胆固醇检验值降低。

7. 影响尿液检验　如青霉素、头孢菌素、磺胺类、维生素 C 等，可造成尿糖检验假阳性；庆大霉素、卡那霉素、氨苄青霉素、磺胺类等，可使尿蛋白阳性。

8. 影响血沉　如阿司匹林可使血沉检验值降低；右旋糖酐、球蛋白制剂、维生素 A、双香豆素等，可使血沉检验值升高。

9. 影响肝功能　如利福平、异烟肼、消炎痛、安乃近、保泰松、四环素及红霉素类、水杨酸类等，可使肝功能检验值（血胆红素、尿胆素）增高。

六、药物不良反应的预防

药物的不良反应有些是能预先估计到的，通过及时调整给药方案，增加补救措施，可以避免发生不良反应。也有些药物的不良反应是难以预先估计的，而且完全杜绝是较难的。在选择药物时，结合病情和体质，严格掌握用药剂量、给药方法、服用时间及配伍用药，往往可减少或减轻药物不良反应。

1. 注意病史和用药史　医师在开药方前，家长应主动提供患儿过去用药的情况，如曾用过哪些药物，或对哪些药物有过不良反应及家族药物过敏史。这就要求患儿的家长平时随时记录下用药时所发生的变态反应，如发生过对某类药品过敏，则应尽量避免用此类药物。对青霉素过敏者，不用青霉素类的或与青霉素有交叉过敏的药物，但应确定是否真的是不良反应，因为婴幼儿青霉素皮试容易出现假阳性。有过敏体质或有药物过敏家族史的患儿，虽然还没有出现药物变态反应，但在用药过程中，应注意密切观察，随时发现不良反应，及时停药及治疗。婴幼儿的出疹性疾病与药物的皮疹，应认真加以鉴别。

2. 注意用药途径　减少药物不良反应，选择用药途径很重要。因为静脉给药，发生作用快，毒副作用较严重，一旦发生，有时较难控制。如果病情较轻，应尽量选择口服和局部用药。

3. 注意用药剂量　大多数药物都有严格的用量范围。大剂量用药，尤其是毒副作用较大的药物，容易引起急性中毒，甚至死亡。对有肝肾功能受损的患儿，应根据肝肾功能受损严重程度调整药物剂量。未曾使用过的药物，最好先从小剂量开始，使用中调整用药剂量，以确保安全。

4. 注意所用药物的主要排泄途径　在服药前，要清楚该药物的主要排泄途径，才能做到避免毒副作用。有肾脏疾病时，最好避免使用经肾脏排泄或肾毒性药物，如地高辛、庆大霉素、氨酰心安、开搏通及头孢菌素类等；而肝功能异常时，应慎用由肝脏代谢解毒的药物，如地西泮、心得安、茶碱类等。

5. 注意毒副作用

(1)两种毒副作用相同的药物同时使用，可增加其毒副作用，应避免联合使用这类药物。

(2)许多药物的毒副作用对人体的作用机制尚不完全了解时，应尽量减少这些药物使用的数量和种类，也是避免毒副作用的措施。

七、药物不良反应的处理

1. 轻度不良反应　一般不需要停药和特殊处理。但有些药物轻度的不良反应常有可能是严重反应的早期表现，应及时查明原因，密切观察病情发展。一旦病情加重，及时加以控制。

2. 中度不良反应　常须停药或改换其他药物，并密切观察病情的变化，必要时需要特殊处理。

3. 重度不良反应　可能有生命危险，不仅要中断使用该药物，对这种不良反应要做应急处理。

4. 与剂量有关的药物不良反应　适当调整药物剂量，必要时可采取增加药物消除速率的措施。

5. 与剂量无关的药物不良反应　应及时停药，并避免再次使用。

八、引起婴幼儿不良反应的常用药物

引起婴幼儿不良反应的药物有很多种，见表3。

表3　引起婴幼儿不良反应的常用药物

药　物	不良反应
大多数口服药物	呕吐
抗生素、铁剂、清热药、缓泻药	腹泻
广谱抗生素、吸入性糖皮质激素	念珠菌感染
铁剂	便秘
多数药物	皮疹
阿司匹林、非甾体抗炎药	胃肠反应
抗惊厥药	嗜睡
糖皮质激素	生长障碍
氨基糖苷类、阿司匹林	耳鸣
苯妥英钠和其他抗惊厥药	共济失调

续表

药 物	不良反应
氟哌啶醇、甲氧氯普胺、吩噻嗪类	锥体外系反应
氯霉素	灰婴综合征
氨基糖苷类	耳聋
地高辛	心脏传导阻滞
糖皮质激素、呋塞米、噻嗪化合物	高血糖
麻黄碱和伪麻黄碱、抗组胺药、哌甲酯	幻觉
阿司匹林、糖皮质激素、丙戊酸钠	肝功能障碍
氨基糖苷类、呋塞米	肾功能障碍
阿片类、镇静催眠药	呼吸抑制
磺胺类药物	核黄疸

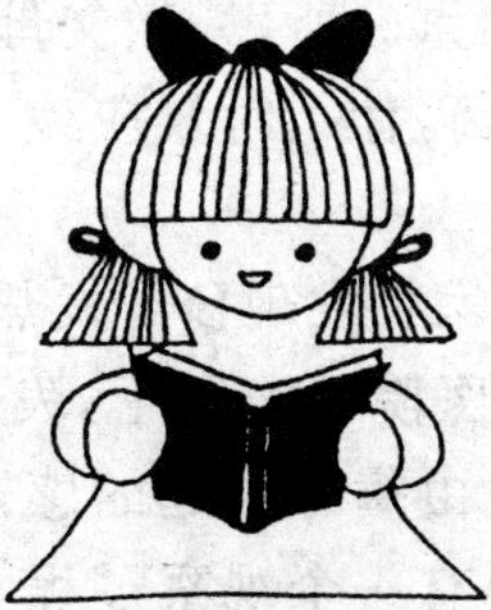

第五章　家庭用药

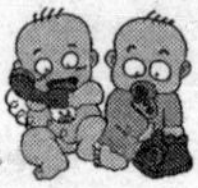

一、婴幼儿常见病的就医时机和家庭用药

孩子患病或者出现异常表现，应该上医院看医生，还是在家自己治疗，是家长非常关心的问题。有时，孩子身体稍有一点不舒服，都可能引起父母的不安或紧张，尽管是严冬的深夜也会往医院跑。有时到医院时，病情已缓解，或在寒冷的路途中病情加重。有时病情较重，自信的父母不能正确认识，自行在家给药，可能延误最佳治疗时机，使病情进一步加重。所以，做父母的应该了解什么时候可以在家自己用药，什么时候应该上医院看医生，掌握好就医时机。

1. 发热　许多家长发现孩子发热了，不给退热药，就不顾一切带孩子去医院。实际上，发热是婴幼儿最常见的疾病表现，多数是由病毒引起的感冒，也可能是一些疾病的早期表现，需要有一个观察过程，即使去医院也不需要做特殊检查和处理，只要孩子的精神好，可以先用退热药观察。即使去医院，也要及时服用退热药，以免在去医院的途中发生意外。当然，有许多严重疾病的初期，仅仅表现为发热，如 3 个月以下的婴儿，尤其是持续高热 2～3

日或反复低热伴随精神萎靡，要及时看医生。

2. 神经系统异常表现　婴幼儿神经系统异常表现是难以确定的。有可能是正常表现，无须处理；有些表现是异常的，必须上医院，家长应仔细判断。异常表现仅仅是轻微的、短时间的，如无意识的举动，夜间哭闹不安，有时并不一定是疾病，需要认真观察。也有些是孩子哭闹后一时屏气，出现发绀，可以很快缓解，无须特殊处理。但婴儿突然不会说话，或者突然不动，表现目光呆滞、反应迟钝、过度睡眠，有可能是昏迷，或者突然出现四肢抽动、紧咬牙关，可能是惊厥发生，应该去医院尽快诊断和治疗。如果高热惊厥，不要惊慌，应及时降温，强刺激人中穴，是可以缓解的。并及时带孩子去医院进一步检查。

3. 哭闹　婴儿不会说话哭闹是一种示意。有些家长因为孩子哭闹，就以为生病了，马上去医院，到了医院却停止了哭闹。小婴儿的哭闹要认真分析原因。首先要考虑是否该喂奶或换尿布了，如果吃了奶，换了尿布，不见缓解，再考虑是否是想要人抱了，甚至是太热或太冷。如哭闹剧烈，持续时间长，或一阵阵的大哭大叫，应考虑可能是生病了。如某些部位疼痛，会表现得烦躁易怒，哭闹。如果婴儿在平躺时，尖声哭闹，用手抓耳朵，可能是常见的耳部感染引起的。找不到原因，应该去医院做进一步的检查。

4. 腹痛　腹痛也是婴幼儿常见的表现，发热、便秘、腹泻等都可以引起腹痛。如果孩子几日没有排便，引导排便后，腹痛就会有所好转。腹泻可以引起腹痛，但较轻，一般轻轻地按揉腹部后可缓解。有时腹痛可能由肠痉挛引起，经热敷后可很快缓解，没有必要急着去医院。如腹痛剧烈，逐渐加重，持续时间较长，婴儿的腹部拒按，还是应该去医院请医生检查。

5. 呼吸困难　呼吸困难并不是常见的表现，只是有些家长不能很好的鉴别什么是呼吸困难。发热的孩子呼吸可以加快，有些孩子吃奶后可以有呼吸加快，哭闹伴有屏气时，可以出现短暂的发绀。小婴儿喉软骨发育不全时，在睡眠中出现喉喘鸣，改变体位可以改善，这些情况可能不需要治疗，或者不需要夜间立即去医院。当然，婴幼儿常见的哮喘、急性喉炎、过敏性或异物吸入引起的呼吸困难，应立即去医院。

6. 呕吐或腹泻　婴儿呕吐常常让父母焦虑，实际上有些并不严重，可以说不是疾病，如小婴儿吃奶后吐奶，咳嗽、吃药、哭闹后都可以出现呕吐，这是婴儿特有的生理现象。有些呕吐、腹泻是由疾病引起，但不一定严重，有时呕吐和腹泻后，病情反而会好转，可以自己用药治疗。但如果呕吐和腹泻逐渐加重，持续时间较长，并伴随精神不振，出现眼窝深陷，嘴唇干裂，或前囟凹陷，必须立刻去医院检查、治疗。

7. 尿中或粪便中带血　首先要判断是否是血，判断是否严重，还要判断是否是药物或食物的影响。如是少量的，可以密切观察病情变化。如持续时间长，逐渐加重，应收集尿、粪便标本，去医院化验检查。

8. 鼻出血　孩子鼻出血也是常见的，在家里可以自行处理，压迫鼻子或在额头部敷冰袋，也可以用棉球阻塞，一般可很快控制出血。但10分钟后鼻血仍然没有止住，或者身体其他部位出现多处青紫，尤其不明原因的青紫，都需要经医生的仔细检查。

9. 皮疹　孩子皮肤上经常出现的一些皮疹，有时可能是蚊虫叮咬的，也可能是食物或药物过敏。轻度的皮疹，可以自己用点外用药。但出现色斑、水疱、溃疡等，都要去医院进一步检查治疗。

10. 外伤　一般轻度的外伤，如浅表皮肤的划伤，出血不多的伤口，可以在家自己止血包扎。但伤口处变得发红、发黄或流脓，疼痛加重，都要去医院检查。孩子从床上跌落后视物模糊，喷射状呕吐，可能是脑震荡或颅内出血，要立刻看医生。被猫、狗等宠物咬伤，也应立即去医院就医。

二、婴幼儿家庭常备药品和器材

婴幼儿的家庭常备药品应因人而异，因家庭而异。备用的药物包括治疗常见疾病，如感冒、腹泻、消化不良等的药物。有的家庭中有婴幼儿癫痫、支气管哮喘及过敏性疾病的患儿，应备有治疗疾病的药物。

1. 一般药物

(1)退热药：婴幼儿用的退热药有泰诺林或百服宁、美林，有高热惊厥的婴幼儿可备用阿苯片。

(2)抗感冒药：西药有泰诺感冒片、臣功再欣，中药有宝婴丹、猴枣散、健儿清解液、小儿感冒冲剂、小儿热速清、金莲清热颗粒等。

(3)止咳药:西药有奥特斯、息可宁、沐舒坦、富露施等,中成药有小儿消积止咳口服液、儿童清肺口服液、川贝枇杷糖浆等。

(4)止吐药:吗丁啉糖浆等。

(5)解痉止痛药:颠茄合剂等。

(6)助消化药:微生态药物,如金双歧、乳酶生、妈咪爱、小儿胃宝等。

(7)抗过敏药:氯苯那敏、开瑞坦等。

(8)外用药:75%酒精、碘伏、创可贴、百多邦、湿疹膏、眼药水、风油精、清凉油、京万红、扶他林等。

2. 特殊用药　患儿常见疾病或特殊慢性疾病的药物,如抗癫痫药、平喘药等。

3. 器材　体温计1支,镊子1把,剪刀1把,药棉、纱布、胶布、绷带、棉签等各适量。

三、家庭药品的保管

1. 分门别类　对家庭自备的药品应分类保管,放在孩子拿不到的地方。将大人和小儿的药物、口服药和外用药、急救药与常规用药,分开保管,并要标志清楚。一旦需要某种药物时,很容易找到,以免急用时拿错、误服,发生危险。

2. 药品包装　家庭自备的药品尽可能放在玻璃瓶内保存,如购入的散装药品,或剩余的药品,最好分别装入棕色瓶内,将盖子拧紧。如使用以前曾装过别的药品的空瓶子存放药品时，应清洗干净，注意更换标签，以免混淆而错用药物。

3. 标明药名　存放药品的瓶、袋、盒上的原有标签要保持完整，药名要清楚、正确。没有标签时，一定要把内装药品的名称、用途、用法、用量、注意事项和有效期等详细标明。外用药用红字标签标明。

4. 随时检查有效期与失效期　药品均有有效使用期和失效期，应随时检查。过了有效期便不能再使用，否则会影响疗效，甚至带来不良后果。

5. 外观辨别药品变质　无论药品有无注明有效期，用药前都需要从外观上鉴别药品是否变质。并经常清理药箱，药品外观出现变化，应视为变质，要经常淘汰与补充。例如，针剂有颜色改变，有沉淀分层，出现浑浊、絮状物或霉点，以及其他固体结晶等；白色药片颜色变黄，变深，出现花斑、霉点、潮解等；糖衣片表面退色露底、裂开、发霉等；糖浆出现较多沉淀、发霉；冲剂有发黏、结块、溶化；眼药水有结晶、絮状物；眼药膏及其他药膏有失水、干涸、水油分离、油败气味等。

6. 合理贮存　药品常受光、热、水分、空气、酸、碱、温度、微生物等外界条件影响而变质失效，应放置于避光、干燥、阴凉处保管。部分易受温度影响的药品，如生物制剂、免疫预防用药及微生态药物等，多应放入冰箱内保存；而酒精、碘伏等制剂，则应密闭保存；中成药更要注意包装和存放，大部分中成药都怕受潮，热天更容易发霉、生虫，应放入瓶中保存；蜜丸，要放在通风、干燥、阴凉处，不要多存久放；容易因潮湿而变质的药品，如氯化钙、酵母片、苯巴比妥、苯妥英钠片、含碘喉片、维生素 B_1 片、颠茄片、阿司匹林、硫酸亚铁、胃蛋白酶、胰酶片等，应密闭保存。

7. **药品放置** 家庭药箱应置于儿童不能触及的地方，毒、麻药品应存放严密，加锁保存，以免因儿童误服而造成危险。

8. **不宜保留的药物** 每个家庭都有剩余的药物，多数常用药可以保留到失效期，但也有些药物不宜保留。

(1)抗菌药物，一般需要治疗 1 个疗程，所剩的药品不够治疗下 1 个疗程，也不宜与其他抗菌药物混合使用，这些药品存放多了不仅不便管理，而且还容易与其他药品混淆，不宜保留。

(2)阿司匹林容易分解，分解后会增加对肠胃道的刺激，不宜久放。

(3)有效期短且没有长期保留价值的药品，如微生态药物、胃蛋白酶合剂等为活菌或蛋白类药物，不宜保留。

(4)有效期短，需要冰箱冷藏，价格较便宜的药品，不宜多保存。

(5)一些药品遇潮容易变质，需要有避光保存的药物，最好不要保留。

(6)不能掌握作用与用途的药品，无法判断药品生产日期、有效期，盲目使用会给服药者身体带来危害的药品也不宜保留。

四、婴幼儿喂药的方法

给婴幼儿喂药并非是件容易的事。患儿常常因为药品味苦，拒绝服用或服后即吐，家长为了省事常要求静脉用药。喂不进药物或者婴幼儿将药物吐出来，会影响药物疗效。因此，家长掌握好给婴幼儿喂药的方法是非常必要的。

1. 喂药前的准备　给孩子喂药前，首先检查药品名称、用途是否正确，并注意标签上的用法和用量指示，根据年龄或体重确定应该使用的药物剂量。液体药物，在使用前应充分摇动，如果不摇动，药物中的活性成分就会沉淀在底部，那么你喂给孩子只是那部分非活性成分；给粉剂时，可将药与温开水调匀后再喂。

2. 喂药的量器　婴幼儿喂药的量器应该使用较精确的计量工具，如药房中可以买到的滴管、药杯或注射器等。对于大一点的孩子，可以使用有刻度的药杯，不能简单地用普通汤匙作为药液的计量工具，多半会在剂量上出错。服药的剂量不足会影响疗效，过量服用很可能会发生中毒。

3. 喂药的方法　给婴幼儿喂药时，可将患儿抱起，半靠在喂药者身上，用左手固定幼儿前额部，头抬高、颈部垫纱布或围嘴，固定手脚，用药杯或勺子紧贴口角，将药液慢慢地沿舌下倒入，等吞咽后，再移开小勺或药杯。如小儿不肯咽下，可用两手指轻捏双颊，使之吞咽。服药后直立抱起患儿，并轻拍背部，避免因哭闹吞入空气而诱发呕吐，将药液吐出。有人在喂药时常捏住患儿的鼻子，这样容易使患儿张口，但也容易将药液呛入患儿肺内和气管，造成窒息或吸入性肺炎。

4. 服药时间　一般选择饭前半小时～1小时给幼儿喂药。此时胃内已排空，有利于药物吸收和避免服药后呕吐。对胃有强烈刺激的药物，可在饭后1小时喂服，以防胃黏膜损伤。婴儿可在喂奶前或2次喂奶中间服药。

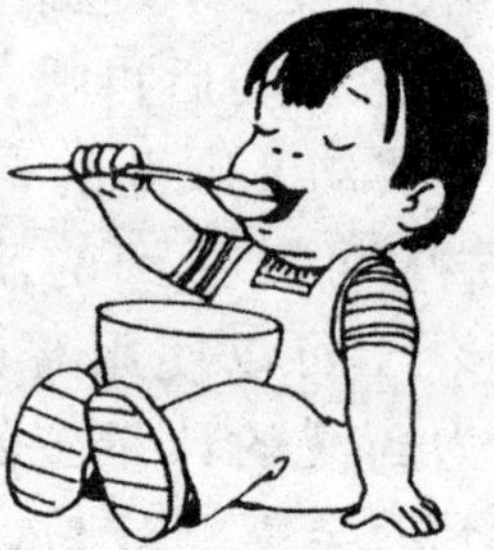

第六章　婴幼儿常用药物的使用

一、抗生素

抗生素是通过干扰人体内病原微生物的代谢，改变其结构与功能，阻碍细菌的细胞壁的形成，抑制胞浆、胞膜功能，影响核酸和蛋白质合成等环节，达到杀灭或抑制细菌的目的。婴幼儿的抵抗力较低，容易患感染性疾病，使用抗生素的机会相对较年长儿和成年人多，婴幼儿合理选用抗生素是非常重要的，而且也是非常复杂的。

1. 抗生素的种类　抗菌药物主要用于细菌感染，也可用于真菌、支原体、衣原体、立克次体等病原微生物感染。每一种抗生素都具有不同的抗菌作用，也称为抗菌谱。常用的抗生素有以下几类：

(1)青霉素、头孢菌素类药物：都属于β-内酰胺酶类抗生素。青霉素类包括青霉素、羟氨苄青霉素等；头孢菌素类包括头孢克洛、西力欣、头孢三嗪、马斯平等。目前，这类药物有时与β-内酰胺酶抑制药，如克拉维酸和舒巴坦合用，可保护β-内酰胺酶类抗菌药不被其酶破坏，以扩大抗菌谱，增强抗生素的活性。

(2)大环内酯类药物：包括红霉素、阿奇霉素、克拉霉素等。这类药物主要对支原体感染有特殊的效果。

(3)氨基糖苷类药物:包括庆大霉素、丁胺卡那霉素等。这类药物对革兰阴性杆菌有一定疗效,但由于其具有肾毒和耳毒性的副作用,婴幼儿应少用。

(4)其他抗生素:如碳青霉烯类、亚胺培南等,这类药物有较强的抗菌作用,但价格昂贵,一般用于病情较重的患儿。

2. 抗生素的选择 选择抗生素首先要严格掌握适应证,也就是根据疾病合理选择抗生素,同时也要考虑病原菌种类、感染部位、抗生素的作用及副作用,以及患儿全身情况。要做到合理选择,应注意以下几点:

(1)根据临床诊断选用抗生素:实际上在疾病的早期或病情危急时,致病菌暂时还不能确定,但又必须尽早使用抗生素,以免耽误病情。临床医师常常是根据疾病的感染部位,患儿的年龄、病史、临床特征等选择抗生素,如病情严重,应选用高效抗生素;原因不明,可选用广谱抗生素;怀疑脑膜炎,应选用能进入血-脑屏障的抗生素;单纯的病毒感染、非感染所致的发热,只有体弱多病的婴幼儿,为防治合并感染,才考虑选用抗生素。

(2)根据临床经验选用抗生素:临床上不是所有的感染性疾病必须根据病原菌选择抗生素,而是根据经验性治疗方案,也就是以各种感染常见致病菌的种类及其目前对抗生素的敏感性为基础选择。临床医生熟悉这些经验疗法,并根据当地、当时的有关细菌感染的流行病学和细菌药敏的资料,合理应用抗生素,如扁桃体炎,多见于革兰阳性菌感染；而肠道和泌尿道感染，多为革兰阴性杆菌感染。如果当时、当地有支原体感染，青霉素、头孢类的药物治疗效果不佳时，应考虑使用对支原体感染有效的大环内酯类的药物。

(3)根据致病菌选择抗生素：对于严重的感染性疾病，明确了致病菌才能做到最合理的选用抗生素。尤其是不明原因的严重感染，应该从患者的血液、痰液及组织液中培养鉴定致病菌，并且进行药物敏感试验。再根据培养的致病菌种类，对药物的敏感性，以及药物在感染部位的浓度，选择合适的抗生素。例如，怀疑有全身感染时，必须做血培养；有呼吸道细菌感染时，收集咽喉深部的痰液进行培养，然后做药物敏感试验，以便选用不同的抗生素；尿路感染，应进行尿的细菌培养。所以，在使用抗生素前，先收集标本送培养。血培养宜在患者高热、畏寒、寒战时取静脉血；取痰液培养前，要事先清洁漱口；尿培养，要先清洁尿道口，应排除污染菌、正常菌群的可能，避免造成假阳性或假阴性的结果。当然，细菌学检查还应该结合临床情况。

(4)根据药效动力学选择药物：抗生素的药效动力学是研究药物对人体作用，也就是药物的杀菌作用及药物持续时间。

①具有浓度依赖性杀菌，并具有抗菌后效应的抗生素，如氨基糖苷类药物浓度越高杀菌率和杀菌范围相应增加，即使在血药浓度降低到最低抑菌浓度(MIC)以下时，仍有阻止细菌的继续生长作用。要使这类抗生素达

到良好的抗菌效果，必须提高药物的血液浓度，并通过延长用药的间隔时间，以减少药物的不良反应。

②具有时间依赖性，后效应极短的抗菌药物，如β-内酰胺类抗生素（青霉素和头孢类），它们不会因为提高药物的血浓度，达到增强杀灭细菌的作用，而是应该严格掌握用药间隔时间，如果药物需要每8小时甚至每6小时用药1次，只有按时用药，才能使血药浓度维持在最低抑菌浓度以上。

③既具有时间依赖性，又有后效应的抗生素，如大环内酯类及万古霉素等，这类药物既允许血药浓度维持在稳定的超过最低抑菌浓度，也允许在间隔时期的血药浓度略低于最低抑菌浓度。

(5)根据药代动力学选择药物：药代动力学是研究药物在体内的吸收、分布、代谢和排泄过程的学科，与临床应用抗生素最有关的就是半衰期。如根据氨基糖苷与肾脏细胞结合的饱和动力学原理，一次用药比分次用药的肾毒性要低。而青霉素和头孢类药物半衰期为0.5～1小时，理论上至少4～6小时用药1次；半衰期为1～2小时，应至少6～8小时用药1次。为了保持有效血药浓度，必须4～6小时用1次药。如超过这个时间，细菌又开始生长，即使增加剂量，每日仅使用1～2次，也可能影响疗效。门诊治疗的小婴儿患者静脉治疗困难，多选用长效抗生素，如头孢曲松钠、阿奇霉素等。

(6)根据患儿的生理和病理特点选择药物：抗生素代谢的主要器官是肝脏和肾脏。婴幼儿的肝、肾功能尚未成熟，应尽量避免选用对肝脏、肾脏有损害的抗生素，如主要通过肝脏代谢或清除的大环内酯类和具有肾毒性的氨基糖苷类药物。

(7)选择给药方案：药物的剂量、剂型、给药途径及用药疗程等均可影响药效。较轻的感染，可选用口服吸收好的药物；较重的感染，应选择静脉注射给药。治疗脑膜炎等中枢神经系统感染所用的药物，应选用能透过血-脑屏障的药物。

(8)联合用药：在临床方面，多数感染是单一细菌感染，为了减少细菌对抗生素的耐药，应尽可能选择一种抗菌谱较窄的抗生素。但病因不明的严重感染，或单一抗生素不能控制的混合感染，此时可联合使用具有杀菌活性的抗生素。联合用药应注意以下几点：

①作用机制或作用方式相同的抗生素不宜联合使用，它们之间可能出现拮抗作用，如红霉素与林可霉素。

②副作用相同的药物也不宜联合使用，可增加药物的毒副作用，如头孢类由肾脏排泄，可导致血尿、蛋白尿、血肌酐升高，氨基糖苷类药物也由肾脏排泄并在肾小管蓄积，损害肾小管，这两种药联合应用，可加重肾损害。

目前许多新药抗菌谱较广，不明原因的感染，先选用广谱抗生素，可以减少联合用药的不利因素。

(9)序贯疗法：抗生素治疗还可以采用序贯疗法，可以减少住院时间，减少药物费用，婴幼儿可减少静脉注射次数，达到良好的治疗目的。序贯疗法，就是在感染初期先采用静脉给药，病情一旦改善，如体温降至正常，可转换为口服抗生素。序贯疗法中所选用的抗生素，最好有相同的抗菌谱、抗菌活性及相同临床疗效的，既有静脉给药制剂，又有口服制剂的抗生素，如大环内酯类的红霉素、阿奇霉素；如果没有同一种药物的口服制剂，可以分别转换为作用相近的抗生素，如先静脉注射头孢曲松钠，然后转换为口服希刻劳。如细菌性肺炎、支气管炎等下呼吸道感染，常规的治疗方法需要静脉给药7～10日，而采用序贯疗法是，先静脉使用抗生素至体温正常、全身症状明显改善、呼吸道症状部分改善后(3～5日)，再用2～3日口服药。总疗程也是7～10日，但可以减少静脉给药时间，减少住院时间，也可减少治疗费用。

3. 抗生素的临床应用

(1)急性上呼吸道感染：多数急性上呼吸道感染是由病毒引起，尤其是在早期，一般不使用抗生素。如合并扁桃体炎、中耳炎、鼻窦炎、支气管炎或肺炎等，体质较弱的婴幼儿，可以使用抗生素。精神状况较好的，体质较好的婴幼儿，尽量选择口服药，效果可能要慢些，疗程可能会长些，也是有效的。如病情较重，以及白细胞总数明显增高者，应首选静脉给药。

(2)急性支气管炎或肺炎：婴幼儿较为常见的是支气管肺炎，而支原体肺炎较少见。患这类疾病的婴幼儿还是应该首先选择静脉给药，如头孢曲松钠类药物，每日1次，病情好转后，可改用口服药，一般用药7～10日。体质较好的患儿也可以口服用药，但用药时间要长些，一般10日左右。

(3)急性肠道感染:肠道感染多为大肠杆菌感染,为革兰阴性菌,多选用对革兰阴性菌有效的药物,如阿莫西林或头孢曲松钠等药。口服药可以直接到达肠道,起到有效杀菌作用。如有发热,有菌血症时,应静脉给药。

(4)败血症:是由于细菌进入血液循环到达全身,导致全身性严重感染。婴幼儿,尤其是伴有营养不良者,常有发热或体温不升,精神状况差等全身症状。如怀疑有败血症,应尽早做血培养和药物敏感试验选择合适的抗生素。应选择静脉给药,要足量,足疗程,才能达到治愈的目的。

(5)中枢神经系统感染:通常称为脑膜炎,也就是细菌进入血-脑屏障。应选择能进入血-脑屏障的抗生素,才能达到治疗脑膜炎的目的,如第三代、第四代头孢类是容易进入血-脑屏障的药物,有效治疗中枢系统感染。而第二代头孢类、大环内酯类药物是不容易进入血-脑屏障的。

4. 婴幼儿常用口服抗生素商品名称

(1)阿莫西林:羟氨苄青霉素、阿莫灵、阿莫仙、阿莫新、安奇、奥纳欣、氟来莫星、强必林、再林。

(2)氨苄西林:氨苄青霉素、安必林、安比先、安必欣、安西林、安必西林。

(3)头孢氨苄:先锋霉素Ⅳ、头孢力新、福林。

(4)头孢羟氨苄:羟氨苄头孢菌素、安泰、欧意、赛峰。

(5)头孢拉定:先锋霉素Ⅵ、泛捷复、菌必清、君必清、赛福定、头孢拉啶。

(6)头孢呋辛钠:头孢呋新、安可欣、力复乐、新福欣、特力新、西力欣、优乐新。

(7)头孢克洛:头孢克罗、头孢氯氨苄、可福乐、希刻劳、新达罗、再克。

(8)阿奇霉素:明齐欣、舒美特、齐诺、瑞其、泰力特、希舒美、阿齐霉素。

(9)克拉霉素:甲力、卡迈、克拉仙、利迈仙、甲红霉素。

(10)罗红霉素:必素林、罗力的、罗迈新、麦克罗德。

5. 婴幼儿常用口服抗生素的剂量及用法　见表4。

表4　婴幼儿常用口服抗生素的剂量及用法(供参考)

药　名	剂量(每日每公斤体重)	用　法
羟氨苄青霉素	30～50毫克	每日2～3次
头孢克洛	20～40毫克	每日2～3次
克拉霉素	15毫克	每日2次
阿奇霉素	10毫克	每日1次
红霉素	30～50毫克	每日2～3次

二、抗病毒药

病毒是病原微生物中最小的一种,大多数病毒缺乏自身复制及合成的酶系统,不能单独进行新陈代谢,而是通过感染人体,并利用人体的酶系统进行生存繁殖。与其他病原微生物相比,病毒具有更复杂的遗传多样性,所以影响病毒的药物对人体也会有损害。目前的抗病毒药物尚不能高度选择性地作用于细胞内病毒的代谢过程,并对宿主细胞无明显损害,难以得到具有特异性的、能中和病毒的作用，这正是一般抗病毒药物疗效不佳的原因。

1. 抗病毒药的种类

(1)三氮唑核苷(利巴韦林、病毒唑)：是一种广谱抗病毒药，常用于治疗多种病毒性疾病，如呼吸道合胞病毒、流感病毒、EB 病毒、轮状病毒等。

(2)环胞苷：常用于治疗各种疱疹病毒引起的疾病。

(3)阿糖腺苷：广谱抗疱疹病毒药，如疱疹类病毒、单纯疱疹病毒、带状疱疹病毒及 EB 病毒、巨细胞病毒。

(4)阿昔洛韦(伐昔洛韦、泛昔洛韦、赍昔洛韦)：广谱抗疱疹病毒药，如单纯疱疹病毒、带状疱疹病毒及 EB 病毒、巨细胞病毒。

(5)更昔洛韦：同阿昔洛韦相似，对单纯疱疹病毒和巨细胞病毒作用更强。

(6)金刚烷胺：对甲型流感病毒有抑制作用。

(7)奥赛米韦和扎那米韦：是一类新型的抗病毒药物，有选择性地抑制甲型和乙型流感病毒作用。

(8)干扰素(IFN)：抑制病毒在细胞内复制而非杀灭病毒，对不同病毒敏感性不一样。干扰素很难透过血-脑屏障，目前主要用于治疗病毒性肝炎。

(9)具有抗病毒作用的中草药：如穿心莲、板蓝根、大青叶、金银花、紫花地丁、黄芩、紫草、贯众、大黄、茵陈、虎杖等。

2. 抗病毒药的临床应用

(1)一般呼吸道感染：急性呼吸道感染是婴幼儿常见的疾病，而 80％的呼吸道感染可能是病毒引起。多数病毒感染较轻,常常是自限性的,无须特殊的治疗。一般症状较重,年幼多病的患儿可以使用广谱抗病毒药物,如利巴韦林。

(2)呼吸道合胞病毒引起的婴幼儿毛细支气管炎:临床表现喘息较重。治疗可选用利巴韦林喷雾剂,口服或静脉用药。严重者,可配合使用糖皮质激素和丙种球蛋白。

(3)流感病毒引起婴幼儿呼吸道感染:病情较重,婴幼儿病死率较高,可导致大流行。可用奥赛米韦(商品名达菲)治疗,连续服用3日,有一定的效果。

(4)腺病毒感染导致的婴幼儿严重肺炎:病死率较高,利巴韦林可干扰病毒合成及复制。

(5)巨细胞病毒引起的感染:是一种慢性病毒感染。母亲感染后可导致新生儿发病,而婴幼儿感染后,多数不一定发病,在免疫力低下时可以发病。更昔洛韦可抑制巨细胞病毒,应持续治疗2～3周。不良反应有骨髓毒性作用,可引起粒细胞减少、血小板减低。

(6)幼儿急疹:是6个月～1岁的婴幼儿常见的病毒感染性疾病。一般发热较高,往往不伴有感冒症状,外周血白细胞减少,可用利巴韦林等抗病毒药物。发热3～5日后,全身出现红疹,体温也随之降至正常。

(7)婴幼儿秋季腹泻:主要发生在婴幼儿,由轮状病毒感染引起腹泻。不仅出现严重腹泻,还可导致严重的脱水,也可使用抗病毒药物。

(8)小儿手足口病:为婴幼儿较常见的病毒性感染。主要表现为手掌、足底、口腔等部位出现红色皮疹,一般不痛、不痒,很少有发热等全身表现,但可以在幼儿园内传染。可选用广谱抗病毒药物,如利巴韦林等治疗。

(9)病毒性传染病:婴幼儿时期患病毒性传染病,如麻疹、水痘、风疹、流行性腮腺炎等,是较为常见的。尽管目前有疫苗可以预防,但也有些不典型的、轻度的发病。可选用抗病毒药物进行治疗。

(10)严重病毒感染:抗病毒药物的特异性较差,对严重的病毒感染,对易感的婴幼儿可试用一些免疫增强剂及维生素类,也可考虑加用干扰素或丙种球蛋白。

3. 婴幼儿常用的抗病毒药的剂量 见表5。

表5 婴幼儿常用的抗病毒药的剂量(供参考)

药 名	商品名	剂量(公斤体重/日)
利巴韦林	新博林	10～15毫克
阿昔洛韦		3～6毫克
更昔洛韦		5毫克
奥塞米韦	达菲	1/2片

三、解热镇痛药

解热镇痛药对婴幼儿主要是用来退热的,所以也常称退热药。发热是婴幼儿多种疾病常见的症状,也是人体防御疾病,适应内外环境温度改变的代偿性反应。但持续高热(体温38.5℃以上),可导致呼吸、心跳加快,基础代谢增加和酶类的活性降低,大脑皮质兴奋性增加等。对于持续的高热应使用退热药。

1. 退热药的种类

(1)阿司匹林:也称乙酰水杨酸。具有解热、镇痛、抗炎的作用,常用于高热、头痛、肌肉痛等。婴幼儿常用的含有阿司匹林的退热药物有,阿司匹林苯巴比妥片(阿苯片),它不仅含有阿司匹林,而且还含有镇静作用的苯巴比妥,常用于高热伴有惊厥的婴儿。静脉使用的药物有来比林、阿沙吉尔。胃肠道反应较重或胃肠道吸收不良的婴幼儿还可选用阿司匹林栓剂。阿司匹林容易引起变态反应,对胃肠刺激较重,短期口服可引起胃肠道反应,长期使用易引起胃肠道溃疡。患有流感的婴幼儿服用阿司匹林容易引起瑞氏综合征(脑病合并内脏脂肪变性),应避免使用。

(2)对乙酰氨基酚:也称扑热息痛。有解热镇痛作用,用于发热、头痛等,是婴幼儿最常用的退热药。对乙酰氨基酚的退热作用与阿斯匹林相同,但胃肠道的副作用较轻,与阿斯匹林没有交叉变态反应,长期服用或大量服用,可导致肝功能损害。临床常用的含有对乙酰氨基酚的婴幼儿退热药有幼儿百服宁、幼儿泰诺、小儿退热栓等。有些婴幼儿感冒药也含有对乙酰氨基酚,如泰诺感冒、臣功再欣等。

(3)布洛芬:有解热镇痛作用,退热作用较强,可维持6～8小时,胃肠道反应较轻。婴幼儿常用的含有布洛芬的退热药物有美林、托恩等。布洛芬用于儿童的剂量因病情不同而差异很大,应根据其原始体温而定。体温在39℃以下者,每次每公斤体重5毫克;体温高于39.5℃,

每次每公斤体重 10 毫克，间隔 6～8 小时。加大剂量可使降温时间更长，每次每公斤体重可用到 40 毫克。少数患儿用药后可有上腹痛及胃部烧灼感、头昏、皮疹、瘙痒、耳鸣等不良反应。

(4)紫雪散：是主要用于小儿退热的中成药，可用于婴幼儿发热、烦躁不安。

2. 退热药的临床应用

(1)细菌感染性疾病：常出现发热，退热药只是对症治疗，所以用退热药后 3～4 小时，可能再次发热，尤其是疾病的早期，退热药效果不佳，而且持续时间也较短。只有在抗菌药物发挥作用时，才能达到完全退热的目的。所以，感染性疾病退热要配合抗生素。

(2)病毒性疾病：常持续发热，抗生素无效，一般合理使用退热药是很重要的。如幼儿急疹，常发热 3 日，用抗生素不能缩短发热时间，一般第三日出疹后，自然也就退热了。有些病毒感染病程较长，长期用退热药，容易出现毒副作用，应尽量减少使用退热药的次数，疾病是可以自行缓解的。

(3)皮肤黏膜淋巴结综合征（川崎病）：也是婴幼儿时期的发热性疾病。发热时间较长，而且逐渐升高，退热药效果不佳，只有采用阿司匹林和丙种球蛋白治疗才有效。

(4)婴幼儿疫苗接种后发热：婴幼儿接种疫苗的当日或第二日可有发热，体温多在 38℃～39℃，但无其他表现，仅在体温升高 38.5℃以上服用退热药即可。

(5)婴幼儿常用解热镇痛药的剂量:见表6。

表6　婴幼儿常用解热镇痛药的剂量(供参考)

药　名	剂　量
阿司匹林	5～10毫克/(公斤体重/次)
对乙酰氨基酚	10～15毫克/(公斤体重/次)
布洛芬	5～10毫克/(公斤体重/次)
紫雪散	300毫克/次

3. 退热药使用注意事项

(1)婴幼儿发热是机体抵抗病毒或细菌入侵的一种反应。体温在38.5℃以下,不会影响婴幼儿的生长发育,反而可以促进人体产生抑制病毒和细菌生长的抗体,同时有利于观察病情变化,便于疾病的进一步诊断和治疗,此时不要急于退热。当体温达到38.5℃以上,可使身体的许多重要功能失调,如氧气和营养素消耗增加,大脑兴奋过度,甚至导致高热惊厥,或者过度抑制而引起昏睡等,应及时服用退热药。服用退热药不应强调将体温降至正常,体温降至38.5℃以下即可。

(2)婴幼儿的肝、肾功能发育不完善,肝脏解毒能力差,肾脏排泄能力弱,应合理选择药物。婴幼儿禁止使用成人的退热药或感冒药,因为这些药物在肝脏代谢缓慢,在肾脏排泄困难,势必会在体内蓄积而出现不良反应。

(3)发热患儿不应过于依赖退热药,不是药物剂量越大,退热效果就越好,应严格掌握药量。一般退热药通过排汗达到降温目的,如大量服用退热药,导致患儿大量出汗,体温骤降,可发生虚脱。服用退热药后,应尽量多饮水，有利于出汗退热，也可防止出汗过多导致的失水虚脱。多饮水可增加尿量，有利于体内有害物质的排出，有助于体温下降和病情的好转。体内水分不足，用了退热药，机体不能产生汗液，则达不到降温的目的。

(4)小儿退热药常见的不良反应主要是皮疹、恶心、呕吐，甚至哮喘，一旦发生，应立即停用这类药物，可改用中药或其他种类的退热药。有一些感冒药也含有对乙酰氨基酚或阿司匹林，不应与退热药联合使用，以免导致药物过量。长期使用退热药，应注意定期查白细胞总数、肝功能。3个月以内的婴儿，一般不用退热药，应先采用物理降温，必要时在医师指导下使用退热药。

(5)小儿退热栓是婴幼儿常用的退热药，使用时应尽量使药物置于肛门内保持一段时间，才能达到退热效果。如患儿腹泻时应用，则效果不佳。

(6)退热药在疾病的治疗中仅仅是对症治疗，退热作用是暂时的，并不能达到根治疾病的目的。应强调病因治疗，否则疾病不能缓解，发热也不能解决。

(7)使用退热药后效果不佳，应及时查找体温不降的原因。检查是否穿得太多，衣被包得太紧妨碍了散热。有些小儿汗腺功能差，汗液分泌少，或体内水分不足，都可能会影响散热。服退热药后体温下降要有一个过程，不可操之过急，一般在服用药物后半小时～1小时才起作用。

(8)糖皮质激素也有较强的退热作用，但容易掩盖病情，加重感染，不宜常规使用。只有在全身中毒症状较重,在医师的指导下才可使用。

(9)双黄连口服液、儿感退热宁、小儿双清颗粒、消炎退热宁、柴胡注射液等中成药都有一定的降温效果,退热不如西药作用强。

四、抗感冒药

感冒是婴幼儿的常见病和多发病。感冒虽然大都表现为发热、流鼻涕、鼻塞、咳嗽,但婴幼儿更容易伴有呕吐和轻度腹泻。感冒可能是细菌感染引起的,也可能是病毒感染引起的。治疗感冒的药物为非处方药,种类较多,其成分也是多种多样的,主要是对症治疗。选用感冒药主要是根据疾病的症状,不同的临床表现选用的药物不同。只有了解药物的成分,才能做到合理使用。

1. 抗感冒药的种类

(1)治疗感冒的西药:治疗感冒的西药有各种各样,多数的感冒药不是单一成分。其中包括具有解热镇痛药作用的对乙酰氨基酚;有消除或减轻流泪、打喷嚏等抗过敏作用的氯苯那敏或盐酸苯海拉明;有抑制延髓咳嗽中枢,具有镇咳作用的氢溴酸右美沙芬;有些药物含有咖啡因,可以兴奋中枢神经,增强对乙酰氨基酚的镇痛作用,减少该制剂的不良反应;含有的盐酸伪麻黄碱,具有选择性收缩血管作用,可消除鼻黏膜充血肿胀,减轻鼻塞症状。所以,感冒药大都具有退热,止咳,减轻鼻塞、流涕的作用。常用的婴幼儿感冒药物有泰诺、臣功再欣等。

(2)治疗感冒的中成药:治疗感冒的中成药多数具有清热作用。较小的婴儿使用较强的清热药,或者多种清热的药物同时使用,可以导致腹泻。所以,1岁以内的婴儿应使用作用较为温和的猴枣散、保婴丹、健儿清解液等。婴幼儿常用的清热解毒药有小儿感冒冲剂、小儿清热解毒口服液、小儿热速清、板蓝根冲剂等,主要治疗发热,咽喉肿痛,大便干结。常用的治疗风寒感冒的中成药内,含有荆芥、防风、紫苏、大青叶、四季青等,可减轻发热、头痛、鼻塞、流清涕等症状。

(3)治疗感冒的中西药:有些抗感冒药既有西药成分,也有中药成分,具有中西药的功效,如小儿速效感冒等。中西药虽然具有治疗头痛、咽喉痛、发热的作用,同时也有可能出现变态反应,婴幼儿使用此类药物应慎重。有些抗感冒药含有双氯灭痛,可以引起肾血管收缩,造成不同程度的肾损害,出现血尿,婴幼儿不应使用。

2. 抗感冒药的临床应用

(1)一般感冒:发热、头痛、鼻塞、流清涕等卡他症状明显,可用泰诺、臣功再欣等抗感冒药。

(2)热证感冒:主要表现为发热、咽喉肿痛、大便干结等,治疗时使用辛凉解表药。常用清热解毒口服液、小儿热速清、板蓝根冲剂等药物。对于小婴儿可能会引起腹泻,用药不宜过多、过急。

(3)寒证感冒:主要表现为发热,伴头痛、鼻塞、流清鼻涕、大便稀等。治疗时使用辛温解表药,常用的药物有臣功再欣。一般不宜同时使用清热解毒药物。

(4)胃肠型感冒:主要表现为发热、呕吐、腹泻。一般是肠道病毒感染,可用胃肠黏膜保护剂,如思密达、肯特令,或微生态制剂,如妈咪爱、金双歧等。这类感冒不宜同时使用清热解毒药,以避免加重腹泻。

(5)病毒性感冒:婴幼儿感冒多为病毒感染,尤其是早期,可以使用抗病毒药物。体质弱的婴幼儿容易合并细菌感染,可以配合使用抗菌药物。

(6)婴幼儿常用抗感冒药的成分:见表7。

表7 婴幼儿常用抗感冒药的成分

药 名	解热镇痛	抗组胺药	镇咳兴奋药	收缩血管药
艾畅			右美沙芬	伪麻黄碱
泰诺	对乙酰氨基酚	氯苯那敏	右美沙芬	伪麻黄碱
臣功再欣	布洛芬	氯苯那敏	右美沙芬	伪麻黄碱
小白	对乙酰氨基酚		右美沙芬	伪麻黄碱

(7)婴幼儿常用治感冒的中成药的剂量和用法:见表8。

表8 婴幼儿常用治感冒的中成药的剂量和用法

药 名	剂 量(/次)	用 法
猴枣散	1.2克	每日2次
紫雪散	0.3克	每日2次
宝婴丹	1/2~1支	每日2次
小儿感冒冲剂	1/2~1包	每日2次
小儿热速清	1/2~1支	每日2次
小儿清咽冲剂	1/2~1包	每日2次

续表

药 名	剂 量(/次)	用 法
清热解毒口服液	1/2～1 支	每日 2 次
小儿感冒口服液	1/2～1 支	每日 2 次
抗病毒口服液	1/2～1 支	每日 2 次
健儿清解液	2～5 毫升	每日 2 次
泰瑞宁	1/2～1 支	每日 2 次
小儿咽扁冲剂	1/2～1 包	每日 2 次

五、止咳祛痰药

咳嗽是呼吸道疾病的常见症状之一。治疗咳嗽的药物种类较多,包括止咳药和祛痰药。

1. 止咳祛痰药的种类

(1)祛痰药:婴幼儿常用的祛痰药含有黏痰调节剂,如含有半胱氨酸的富露施,有的婴幼儿止咳药含有愈创木酚甘油醚,常用于痰咳不出又黏稠的患儿。祛痰药有恶心、呕吐的副作用,所以患儿用量不宜过大。这些祛痰药物的镇咳作用多不明显。

(2)止咳药:尽管控制咳嗽不利于痰液的排出,但频繁和剧烈的咳嗽,可导致婴幼儿烦躁不安,尤其是在夜间影响睡眠,不利于疾病的治疗。此时适当使用止咳药,能缓解咳嗽,帮助睡眠。可待因是一种强效止咳药,但有成瘾性,婴幼儿不宜使用。右美沙芬的止咳作用与可待因相似,有嗜睡的作用,但无成瘾性,必要时可使用含有右美沙芬成分的止咳药。

(3)止咳的中成药:婴幼儿常用的有儿童清肺口服液、小儿消积止咳口服液、蛇胆川贝液等,有清肺止咳的作用。婴幼儿大剂量的使用,常可引起腹泻。

(4)混合型的止咳药:有的止咳药物是几种药配在一起,发挥各种止咳药的协同作用,如含有祛痰药、抗过敏药及止咳药的美可、息可宁、奥特斯等,与感冒药合用有泰诺感冒止咳糖浆。

(5)气雾剂:止咳、化痰的药物可以通过雾化吸入的方式,直接作用呼吸道,达到化痰止咳的作用。雾化本身还可增加呼吸道的水分,湿化呼吸道,加强化痰的作用,使痰液可以快速排出,而且全身的副作用也少,适合于婴幼儿使用。

2. 止咳祛痰药的临床应用

(1)呼吸道感染:婴幼儿呼吸道感染性疾病,包括感冒、气管炎、肺炎,常伴有咳嗽。由于婴幼儿咳痰能力弱,咳嗽时间较长,应选用祛痰药,严重咳嗽可选用混合型止咳药。止咳祛痰药一般用药时间可以稍长些,如抗生素用 7 日,止咳祛痰药可以用 10 日左右。

(2)喘息性咳嗽:婴幼儿毛细支气管炎、喘息性支气管炎、支气管哮喘等常伴有喘息性咳嗽,一般选用治喘药或气雾剂,喘息缓解后,改用止咳祛痰药。

(3)过敏性咳嗽:常是发作性咳嗽,可用混合型止咳药,必要时可用止咳药和抗过敏药。

(4)婴幼儿常用的止咳祛痰药的剂量和用法:见表 9。

表9　婴幼儿常用的止咳祛痰药的剂量和用法(供参考)

药　名	剂量(每次)	用法(每日)
急支糖浆	3～5毫升	3次
东圣止咳糖浆	3～5毫升	3次
奥特斯	3～5毫升	3次
息可宁	3～5毫升	3次
富露施	50～100毫克	2～3次
沐舒坦	2.5～5毫升	2～3次
儿童清肺口服液	1/2～1支	2～3次
蛇胆川贝口服液	1/2－1支	2～3次
祛痰灵(鲜竹沥水)	1/2－1支	2～3次
消积止咳口服液	1/2－1支	2～3次

3. 止咳祛痰药使用注意事项

(1)婴幼儿咳嗽多数是由呼吸道感染引起的。由于细菌或病毒对呼吸道黏膜的刺激作用,分泌物增多而黏稠度增高,附着在呼吸道内壁上形成痰液。婴幼儿呼吸道相对狭窄,胸部力量弱,通过咳嗽排除异物和痰液较为困难,大量的痰液阻塞呼吸道,引起呼吸困难。痰液也是良好的病原菌培养基,有利于病原菌滋生和繁殖,容易引起呼吸道继发感染。所以,只有将气管内痰液尽快排出,才能控制病情,达到止咳的目的。对于婴幼儿咳嗽,常以化痰为主,而且排痰时间较长,完全控制咳嗽,需要一个过程。

(2)咳嗽也是机体清除呼吸道的灰尘、微生物及异物的一种保护性反射,通过咳嗽可以将呼吸道的垃圾排出体外。如果急于用止咳药控制咳嗽,这些垃圾会越积越多，从而加重感染，甚至阻塞气道。所以，要在去除病因，如抗感染、排除异物、抗过敏等治疗的基础上，使用止咳祛痰药物。

六、平喘药

喘息是婴幼儿呼吸道疾病的严重表现。婴幼儿常见的疾病有过敏性哮喘、喘息型支气管炎、毛细支气管炎及肺炎（喘息型）等。平喘的药物主要是抗炎和扩张支气管，常见的药物有糖皮质激素、短效 β_2-受体激动剂、茶碱、抗胆碱能药物、白三烯调节剂及色甘酸钠等。

1. *糖皮质激素* 主要是通过抑制气道黏膜下炎症达到抗炎作用的药物。一般根据哮喘严重程度，选用不同的给药途径，如静脉、口服、吸入。

(1)吸入给药：吸入型糖皮质激素是通过呼吸道吸入方法，使药物直接作用于气道黏膜，达到抗炎作用。这种方法对呼吸道局部治疗作用较强，而全身不良反应较少。吸入治疗是长期控制哮喘的首选给药方法，长期、规范吸入治疗能达到预防哮喘作用。在哮喘急性发作时，吸入糖皮质激素作用较慢，应先吸入 β_2-受体激动剂。有的患儿哮喘发作具有季节性，可在这个季节到来前 2～4 周开始每日持续吸入糖皮质激素防止哮喘发作。目前，已有丙酸倍氯米松（必可酮）、布地奈德和丙酸氟替卡松 3 种药物被制成压力定量吸入气雾剂，使用较为方便。但这种吸入气雾剂吸入技术要求高，不适合婴幼儿使用，婴幼儿可加储雾罐使用。婴幼儿还可以经以压缩空气或高流量氧气为动力的射流装置雾化吸入布地奈德雾化剂(令舒),对患儿吸气配合的要求不高,起效较快,各年龄段患者均可应用。适用于急性发作期治疗,亦可长期吸入用于预防性治疗,每次 0.5～1 毫克,每日 1～2 次。雾化吸入的局部不良反应,包括声音嘶哑、咽部不适和口腔念珠菌感染。

(2)口服给药:哮喘急性发作较重时,吸入高剂量激素疗效不佳的患儿,早期加用口服糖皮质激素可以防止病情恶化。短期口服泼尼松,每日每公斤体重 1～2 毫克(总量不超过 40 毫克),分 2～3 次口服,疗程 1～7 日。有些对糖皮质激素依赖型哮喘,需要长期口服泼尼松,为减轻激素的副作用,可采用隔日清晨顿服方法。

(3)静脉给药:对严重哮喘发作(重度)伴有呼吸困难,应及早静脉给药。婴幼儿常用的药物有甲泼尼龙(每日每公斤体重 1～2 毫克),或琥珀酸氢化可的松(每日每公斤体重 5～10 毫克),每日 2～3 次,一般可用 2～5 日。症状减轻后,可改用口服或吸入治疗。如全身用糖皮质激素连续使用超过 10 日者,不宜骤然停药,应减量或改用口服药维持,以免发生复发或激素的反跳现象。

2. 支气管扩张剂　β_2-受体激动剂是目前临床应用最广的支气管扩张剂。它主要通过兴奋气道平滑肌和肥大细胞表面的 β_2-受体,达到舒张气道平滑肌和缓解喘息症状。β_2-受体激动剂可分为短效和长效两大类,短效制剂可起到快速控制喘息的作用。

(1)短效 β_2-受体激动剂:常用的有沙丁胺醇(万托林)

和特布他林。药物可以通过吸入,直接作用于支气管平滑肌,平喘作用快,通常数分钟内就能控制哮喘急性发作。可维持 4～6 小时,是缓解哮喘急性症状的首选药物。对运动性哮喘可作为预防性药物。虽然目前有气雾剂、干粉剂和雾化溶液三种剂型,但婴幼儿只可用气雾剂(加用储气罐)或雾化吸入。

(2)茶碱类:茶碱具有舒张气道平滑肌,扩张气道的作用。但在重症患者需要快速缓解时,却须待达到一定的血药浓度(每升 10～15 毫克)才起效,故目前不作为舒张支气管的首选药物。24 小时内未用过茶碱类药物,首剂负荷量为每公斤体重 4～6 毫克,加入葡萄糖液中 20～30 分钟静脉滴完,然后以每小时每公斤体重 0.75～1 毫克维持。2 岁以内的幼儿,6 小时内已用过茶碱,不给负荷量,而直接以每小时每公斤体重 1 毫克的速度静脉滴注。如长时间使用茶碱,每日每公斤体重 10 毫克,分 3 次口服,主要协助吸入型糖皮质激素。在应用茶碱时,应监测茶碱的血药浓度,使有效血药浓度在每升 5 毫克。茶碱的不良反应较多,如有恶心、呕吐、心律失常、血压下降等。过量时可引起抽搐、昏迷甚至死亡,婴幼儿应慎用。没有条件检测血药浓度,不宜长期服用。

(3)抗胆碱类药物:抗胆碱制剂舒张支气管的作用比 β_2-受体激动剂弱,起效也较慢,但长期使用不易产生耐药,不良反应少。吸入型抗胆碱能药物,如溴化异丙托品常与 β_2-受体激动剂合用,如爱全乐,每日可用 3～4 次,使支气管舒张作用增强并持久。用于婴幼儿哮喘及非特异性、非急性发作的哮喘疗效较佳。某些哮喘患儿应用较大剂量β_2-受体激动剂不良反应明显，可换用此药，尤其适用于夜间哮喘及痰多患儿。

3. 色甘酸钠　为酸性抗过敏药，是一种非皮质激素类抗炎药。适用于轻、中度哮喘的长期治疗，治疗儿童过敏性哮喘比成人效果好，也可用于预防运动性哮喘，防止干冷空气等诱发的喘息发作。对较重婴幼儿哮喘，如用丙酸培氯松气雾剂吸入不易控制时，亦可用色甘酸钠溶液雾化吸入，每日3～4次，每次20毫克。副作用极少，可长期安全使用。

4. 酮替芬　为碱性抗过敏药，能抑制白三烯的活性，有较强的抗过敏作用，对儿童哮喘较成人稍好。有口干、困倦、头晕等副作用，但儿童较成人副作用少。婴幼儿口服每次0.5毫克，每日1～2次，也可每晚1毫克，睡前服用。对有特异性过敏性鼻炎、湿疹的年幼患儿效果较好，但应用时间要长。

5. 白三烯拮抗剂　白三烯是一种重要的炎性介质，白三烯拮抗剂是一类新的非糖皮质激素抗炎药，能抑制气道平滑肌中的白三烯活性，并预防和抑制白三烯导致的血管通透性增加、气道嗜酸粒细胞浸润和支气管痉挛，能减轻变应原、运动等诱发的支气管痉挛。白三烯拮抗剂主要用于过敏原诱发的哮喘、运动诱发的哮喘，以及阿司匹林诱发的哮喘。常用药物，如孟鲁司特(顺尔宁)，2～5岁儿童，每日4毫克，每日1次。

七、助消化药

助消化药是促进胃肠道对食物进行消化的药物，包括促进消化液的分泌，增强消化酶的活性，增加胃肠蠕动等，以达到帮助消化的目的。

1. 常用助消化药的种类

(1)消化酶类药物：如胃蛋白酶和多酶片(含胃蛋白酶与胰蛋白酶、胰淀粉酶、胰脂肪酶等成分)，常用于酶类缺乏或过多饮食造成的消化不良。胃蛋白酶在胃酸的作用下活性最强，服用时应与稀盐酸合用。临床上常用的剂型较多，如散剂、合剂、糖浆剂及片剂等，宜饭前或饭时服用。

(2)微生态制剂：如金双歧、妈咪爱、乳酶生等，是含有乳酸杆菌和双歧杆菌等大量活菌的制剂。在肠内能分解糖类，抑制肠内病原菌的生长繁殖，防止蛋白质发酵和减少肠内产气。适用于治疗消化不良、饮食失调引起的腹泻等症。

(3)胃动力药：如吗丁啉，能促进胃肠蠕动，促进胃排空，有助食物的消化。

(4)中成药：如小儿胃宝，含有麦芽、山楂、鸡内金等中药成分，具有助消化的作用。

2. 助消化药的临床应用

(1)婴幼儿时期是胃肠道功能不断完善的时期，尤其在添加辅食的过程中，饮食不当就可造成消化不良、腹泻、食欲不佳。可以用微生态药增加肠道功能，促进肠道对食物的消化、吸收。

(2)婴幼儿急性胃炎导致的腹胀、呕吐、消化不良等，可使用胃动力药物促进食物排泄，减轻腹胀、呕吐症状，并加用微生态制剂。

(3)消化液分泌不足、蛋白消化不良引起食欲缺乏，可用消化酶类的药物。

八、止 吐 药

呕吐是消化道疾病常见的症状。婴幼儿呕吐也可在发生其他全身性疾病时出现。止吐药是通过不同的环节抑制呕吐，只是一种对症治疗，只有解决发病原因，才能达到控制呕吐的目的。

1. 止吐药的种类

(1)胃动力药：如吗丁啉，增加胃肠推进性蠕动，加速胃排空，可以减轻呕吐，改善胃肠疾病症状。

(2)抑制催吐化学感受器的药物：如氯丙嗪、异丙嗪等药物，通过抑制中枢系统达到控制呕吐。只有在严重的呕吐时才使用，否则可能会加重腹痛和腹胀。

(3)抗组胺类药：如胃复安控制呕吐的作用较强，用于严重的呕吐伴有腹痛。因神经系统的副作用较大，尽量不要用于婴幼儿。

(4)其他类：如 654-2、维生素 B_6 等，也有止吐的作用。

2. 止吐药的临床应用

(1)急性呕吐是婴幼儿常见的疾病症状。最常见的原因是大量不正常的进食，加上婴幼儿胃动力低下，胃内容物排空迟滞而引起呕吐。只有呕吐出大量的胃内容物后，才可以减轻胃肠压力，多数不需要应用止吐药。婴幼儿的哭闹、咳嗽、服药时都可以引起呕吐，常无须使用药物，但应鉴别、排除胃肠道疾病。

(2)食管反流，功能性消化不良，功能性肠梗阻等引起的呕吐，可以使用胃动力药。

(3)严重的呕吐引起脱水、电解质紊乱，或长期呕吐可能丢失大量的营养物质，造成营养不良时，可以用抑制呕吐中枢的药物。

九、止 泻 药

腹泻是婴幼儿多种疾病的症状。不仅肠道疾病可以引起腹泻，肠道外疾病也可以引起腹泻。肠道感染可以引起腹泻，非肠道感染也可以引起腹泻。在腹泻的急性期，不宜使用止泻药物。止泻并不是治疗疾病的目的，只有消除病因，才能真正达到止泻目的。

1. 止泻药的种类

(1)阿片类制剂：如复方樟脑酊，因其中所含的吗啡能增强胃肠平滑肌张力，抑制肠蠕动，达到止泻目的。严重的腹泻，可选择效力强大的复方樟脑酊，但此药为阿片类制剂，久服易成瘾，婴幼儿不宜使用。

(2)平滑肌解痉药：如颠茄、654-2 等药物有抗胆碱作用，可解除肠道迷走神经的过度兴奋而起止泻和缓解肠绞痛的作用。

(3)收敛药：如鞣酸蛋白，作用较为缓和，用于慢性腹泻；药用炭具有收敛吸附作用，故可止泻。

(4)减少肠道蠕动药：如止泻宁、易蒙停等，可以抑制肠道平滑肌的收缩，减少肠蠕动，对肠道作用类似吗啡。

(5)微生态制剂：主要是含有乳酸杆菌或双歧杆菌活菌的制剂。通过建立正常菌群，达到修复肠黏膜，恢复肠道功能，达到控制腹泻的目的。

(6)肠黏膜保护剂：常用的思密达、肯特令等，主要是通过吸附病原体，减少肠道分泌，促进吸收，保护肠黏膜，尽快恢复肠道功能，起到止泻的作用。口服次碳酸铋后，一方面在肠内能吸附细菌和炎症产物，另一方面又能附着在肠黏膜上起保护作用，从而减少刺激，起到止泻作用。

2. 止泻药的临床应用

(1)肠道细菌感染所引起的腹泻：这种腹泻可以加速细菌和病毒及腐败变质食物的排泄，有利于毒物的清除，常具有保护意义，故应在用抗菌药物的同时加用肠黏膜保护剂。

(2)婴幼儿秋季腹泻：轻度腹泻使用肠黏膜保护剂和微生态制剂；剧烈腹泻引起脱水、电解质紊乱，急性期以后，可以选用一些作用较强的止泻药物。

(3)慢性长期腹泻：引起营养不良者，应首先了解腹泻病因，进行病因治疗，适当给予微生态制剂，恢复胃肠功能，必要时可选用收敛药、吸着药。

(4)由饮食和添加辅食不当引起的腹泻：大便次数不

多,不易引起脱水,只要适当调整饮食即可,不必使用止泻药物。

十、导泻药

导泻药是促进排便反射或是促使排便,达到治疗便秘目的的药物。婴幼儿的便秘原因较多,除了器质性的疾病外,大多数是功能性的。婴幼儿的功能性便秘,虽然不能称为疾病,但不及时解决,常可导致其他疾病。其最常见的原因有,不合理的饮食习惯,如食物中纤维含量太少;不良排便习惯,如不按时排便,长期抑制便意;滥用泻剂,环境或排便体位改变,都可引起便秘。

1. 导泻药的种类

(1)容积性泻药:是机械刺激性泻药,这些药不易被肠壁吸收,只是在肠道内形成高渗溶液并吸收大量水分,使肠内容积增大,刺激肠道引起肠蠕动增加,如硫酸镁。

(2)刺激性泻药:是药物本身的代谢产物刺激肠壁,使肠蠕动增加,从而促进粪便排除,如酚酞、蓖麻油等。

(3)润滑性泻药:也就是大便软化剂。这类药物能润滑肠壁,软化大便,如液状石蜡等。

(4)胃动力药:如吗丁啉。

(5)微生态药:如金双歧、培菲康、整肠生、合生元等。

(6)清热解毒中药:如小儿牛黄散、一捻金等,含有大黄、牛黄等中药成分。

2. 导泻药的临床应用

(1)婴幼儿功能性便秘:多数是可不用药物的。只要增加运动，改善饮食习惯，改变排便习惯及生活习惯等，如增加食物中的纤维素、水、蔬菜及水果，使孩子养成每日定时排便的习惯就能缓解便秘。不合理地使用导泻药物，反而会产生对药物的依赖，加重便秘。

(2)婴幼儿顽固性便秘：可临时使用开塞露（由山梨醇、硫酸镁、甘油等组成），起局部润滑作用。使用时要注意，开塞露注入肛门内以后，家长应用手将患儿两侧臀部夹紧，让开塞露液体在直肠内保留一段时间再让孩子排便，效果才好。在家庭中也可将肥皂头用水湿润后，塞入小儿肛门内，同样可以刺激排便。

(3)肠蠕动减少引起的便秘：吗丁啉通过增加胃动力，增加肠蠕动，促进排便。

(4)婴幼儿肠道正常菌群建立不完善引起的便秘：应用微生态制剂，有良好的改善肠道菌群的作用，可治疗便秘。

(5)婴幼儿风热型感冒：除了发热，还伴有便秘，应选用清热解毒药物，排便后可以达到退热，这也是治疗这类感冒的重要环节。

十一、微生态药

正常情况下，在人类的肠道内存在着 400 多种不同的细菌，组成一个巨大的复杂的菌群生态系统。这些肠道的正常菌群保持相对稳定状态，有肠道屏障的作用，不仅不会引起疾病，反而可以控制外来的细菌生长繁殖，所以说这是正常菌群。当这些菌群发生了紊乱，外来的致病菌可以乘虚而入,引起肠道疾病。微生态药物不仅能补充正常菌群,还具有抑制致病菌的生长,促进胃肠蠕动,调整胃肠功能,促进肠黏膜修复,维护肠道完整性,加强肠道屏障作用,并且能刺激和合成多种营养素,调节机体营养代谢。微生态药物还可以合成B族维生素,促进微量元素和蛋白质的吸收,改善胃肠道功能。

1. 微生态药的种类

(1)益生菌:是含有特定的、足量的活菌制剂,如乳酸杆菌、双歧杆菌和肠球菌等,可改善黏膜表面的微生物或酶的平衡。婴幼儿常用的微生态制剂主要有以下几类:

①单一活菌制剂。整肠生、丽珠肠乐、乳酶生。

②多菌联合制剂。妈咪爱、培菲康、金双歧。

③死菌制剂。乐托尔、乳酸菌素片等。

(2)益生元:是一种不被人体消化的、促进肠道正常菌群生长的专用食物。选择性刺激一种或多种肠内有益菌的活性或生长繁殖,具有增进人体健康作用。主要有低聚糖、果糖、乳果糖、异麦芽糖等。目前作为保健品出售的有,德施普水苏糖冲剂、大豆低聚糖等。

(3)合生元:是益生菌和益生元的混合制剂,有时还加有维生素、微量元素。其制剂既可发挥益生菌的生理性细菌活性作用,也可以增加这些菌的数量,有明显的益生作用。

2. 微生态药的临床应用

(1)急性腹泻:对腹泻病原菌(致病性大肠杆菌、志贺菌属、革兰阴性杆菌及葡萄球菌等)虽没有像抗生素那样的直接杀菌作用，但对病原菌有生物拮抗作用。起抑制病原菌定植和侵袭，有保护肠绒毛免遭病毒损害或阻止病原体入侵的作用，维持正常的肠蠕动，恢复肠道功能。

(2)慢性腹泻：慢性腹泻多存在肠道持续性菌群失调，微生态制剂扶植正常肠道菌群，可改善肠功能，达到治疗的目的。

(3)预防医源性肠道菌群失调：长期大量应用广谱抗生素、免疫抑制剂等，可直接或间接导致肠道菌群失调。给予微生态活菌制剂，能起到有效的预防作用。

(4)功能性便秘：婴幼儿常见的便秘可能是肠道菌群建立不完善，导致肠蠕动减缓，肠功能紊乱。微生态制剂可刺激肠蠕动，改善肠内发酵过程，从而起到通便作用。

(5)小儿厌食症：微生态药物可增加食物消化吸收，促进胃肠蠕动、排空，消除腹部饱胀感，刺激食欲。

(6)营养作用：婴幼儿的营养与双歧杆菌有密切的关系。母乳喂养儿与人工喂养儿的营养差别是显著的。母乳中双歧杆菌的存在，在许多方面有利于婴儿的生长发育。双歧杆菌在B族维生素的产生，对蛋白质、糖类、脂质代谢都起到不可忽视的作用。婴幼儿(尤其是人工喂养儿)可补充微生态活菌制剂，达到保健和预防疾病的目的。

(7)免疫作用：双歧杆菌也有免疫调节作用，除了在肠道有保护黏膜的作用外，还可增加机体的免疫力。

3. 应用微生态药的注意事项

(1)抗生素对微生物有不同程度抑制作用，肠道感染，避免同时服用双歧杆菌制剂和抗生素，如需要使用，可间隔1小时以上。

(2)微生态制剂是由活菌制成的，服用时应避免用高温的开水服用，以免药物失效。

(3)微生态活菌制剂中活菌的生存条件要求高，活菌数量的多少直接影响治疗效果，宜干燥、避光和密闭保存在冰箱内，不宜存放时间过长。

十二、抗过敏药

变态反应也称为过敏反应。是机体受到抗原刺激后，引起组织损伤或功能紊乱的病理性免疫反应，控制变态反应的药物称为抗过敏药。

1. 抗过敏药分类

(1)抗组胺药：这是最常用的抗过敏药物，如苯海拉明、异丙嗪、氯苯那敏、赛庚啶等。这类药物对皮肤黏膜变态反应的治疗效果较好，对昆虫叮咬引起的皮肤瘙痒和水肿有良效，对血清病引起的荨麻疹也有效，但对关节痛和高热者无效；对支气管哮喘疗效较差，用药剂量应个体化。

(2)变态反应介质阻滞剂：也称为肥大细胞稳定剂。这类药物主要有色甘酸钠(咽泰)、色羟丙钠、酮替芬(甲哌噻庚酮)等。主要用于治疗过敏性鼻炎、支气管哮喘及过敏性皮炎等。

(3)钙剂：如葡萄糖酸钙、氯化钙等，能增加毛细血管的致密度，降低通透性，从而减少渗出，减轻或缓解过敏症状。常用于荨麻疹、湿疹、接触性皮炎、血清病及血管神经性水肿等过敏性疾病的辅助治疗。通常采用静脉注射见效快。钙剂注射时宜缓慢推注，注射过快或剂量过大时，可引起心律失常，严重的可致心室纤颤或心脏停搏。

(4)糖皮质激素：如泼尼松、地塞米松，主要对机体免疫功能具有非特异性抑制作用，对各种变态反应均有效。根据病情选用不同的剂型，如静脉注射的有氢化可的松、甲泼尼龙、地塞米松等，口服的有泼尼松、地塞米松等。

(5)肾上腺素：临床常用于治疗严重的过敏性休克、哮喘持续状态。每次0.5～1毫克，皮下或肌内注射。

2. 抗过敏药临床应用

(1)急性上呼吸道感染：许多治疗上呼吸道感染的药物都含有抗过敏药物的成分。可以控制流涕、喷嚏、咳嗽等症状，其药物的嗜睡作用有利于患儿睡眠。但抗过敏只是缓解症状的对症治疗，还要注意抗感染治疗。

(2)药物性过敏性休克：严重的药物变态反应，应及时用糖皮质激素类药物，如地塞米松、氢化可的松等。尤其对青霉素过敏引起的休克，肾上腺素是首选的治疗药物。

(3)过敏性鼻炎、支气管哮喘：是婴幼儿常见过敏性疾病。这类药物主要有色甘酸钠、酮替芬(甲哌噻庚酮)、肾上腺素等，能迅速解除支气管痉挛，控制血管神经性水肿、荨麻疹等。

(4)皮肤过敏：包括药物性皮疹和食物性皮疹等，严重的全身性变态反应，如风团样皮疹，应及时使用激素类制剂或者钙剂，可以使皮疹很快消失；较轻的全身皮疹，可以服用抗过敏药物，如氯苯那敏、赛庚啶等；局部少量皮疹，可以外用抗过敏药膏。

(5)婴幼儿常用抗过敏药物的剂量和用法：见表10。

表10　婴幼儿常用抗过敏药物的剂量和用法

药　名	剂量(每日每公斤体重)	用　法
苯海拉明	2～4毫克	每日3次
异丙嗪	0.5～1毫克	每日3次
氯苯那敏	0.35毫克	每日3次
赛庚啶	0.25毫克	每日3次
仙特敏	0.3～0.5毫克	每日1次
开瑞坦	0.3～0.5毫克	每日1次

十三、镇静、抗惊厥药

镇静、抗惊厥药是婴幼儿常见的急症用药。对于特殊的人群，如有高热惊厥、癫痫病史的患儿，这类药物也是家庭必备药品，但要在医师指导下使用。小儿常用的镇静、抗惊厥药物有地西泮、苯巴比妥、水合氯醛等。这类药物在不同的情况下，使用的药物剂量不同，所发挥的作用也不同，小剂量具有催眠镇静作用，大剂量则具有抗惊厥作用。

1. *抗惊厥治疗*　婴幼儿常见的惊厥有高热惊厥，低钙惊厥及脑炎、脑膜炎引起的惊厥，还有原发性或继发性癫痫等。早期及时控制惊厥状态，对于降低脑损害是很重要的。一般来讲，惊厥持续状态者，使用作用快的抗惊厥药物要足量；而低钙及电解质紊乱引起的惊厥，用量不宜过大。

(1)地西泮：为惊厥发作时的首选药物，剂量为每次每公斤体重0.3～0.5毫克，静脉注射，速度为每分钟1毫克，惊厥控制后停用。药物作用较快，但维持时间较短，仅为15分钟，必要时15分钟后重复给药1次。也可用地西泮预防高热惊厥，可在开始发热时口服0.25毫克，间隔8小时再服用，热退后停药。

(2)苯巴比妥：用量为每次每公斤体重5～10毫克，一般用肌内注射。本药起效慢，血药浓度在注射后20～30分钟才能在脑内达高峰，不能作为抗惊厥首选药。通常用于地西泮控制惊厥后，作为稳定疗效，以免惊厥复发的药物。但要注意，地西泮与苯巴比妥重复使用时，容易引起呼吸抑制。

(3)水合氯醛：用量为每次每公斤体重50毫克，配成5％的溶液口服，或保留灌肠。

(4)苯妥英钠：上述药物无效时，可选用本药。剂量同苯巴比妥，持续状态可每次每公斤体重15～20毫克，负荷静脉注射(只溶于生理盐水)，速度为每公斤体重每分钟小于1毫克。

2. 镇静、催眠

(1)婴幼儿检查前用药：婴幼儿做一些必要检查时，需要患儿安静配合，可在检查前半小时服用。多采用口服水合氯醛，必要时也可肌内注射冬非(冬眠灵和非那根)。

(2)催眠:婴幼儿有时夜间睡眠不好,尤其是白天与夜间睡眠颠倒,可在夜间睡眠时服用水合氯醛,一般2～3日。

十四、钙制剂

婴幼儿生长发育快,每日从食物中摄取的钙只有需要量的20%～50%,尤其是冬天出生的婴幼儿,户外活动少,最容易发生缺钙。钙剂是婴幼儿最常使用的药物,按照中国营养学会的每日摄钙推荐量,婴幼儿每日需要补充钙剂400～600毫克。如何选择钙剂是患儿家长和医生共同关心的问题。

1. 钙剂的种类

(1)无机钙:无机钙含钙量高,但水溶性低,而且胃肠道反应大。无机钙包括碳酸钙、磷酸钙、氯化钙、氢氧化钙等,如凯思立D和钙尔奇D含有碳酸钙,是目前含钙量最高的钙剂,每日只需1片,服用方便。但在水中不易溶解,只有进入胃肠道后与胃酸结合,形成可溶性的钙离子,才容易被肠道吸收。对于2岁以上胃酸分泌正常的儿童来讲,是很合适的。

(2)有机钙:有机钙溶解度高,对胃肠道刺激小,但含钙量低。有机钙包括葡萄糖酸钙、乳酸钙、醋酸钙、柠檬酸钙、果糖酸钙等。葡萄糖酸钙中的钙含量较低,但可溶性高,适合2岁以内的婴幼儿。小婴儿宜选用口服液或冲剂,口感好,对胃肠道刺激也小。

(3)活性钙:活性钙主要成分为氧化钙、氢氧化钙及少量碳酸钙。是由近海贝类煅烧而成,含钙量高,但其水溶性差，水溶液碱性较强，对胃肠道刺激大。同时，由于受海水污染，以至重金属，如铅、铝严重超标，对人体有一定副作用，不适宜婴幼儿服用。

(4)新型钙剂：为有机酸螯合钙，包括氨基酸钙、L-苏糖酸钙、三羟基丁酸钙。脂溶性好，溶解度高，吸收好，胃肠反应小，但价格较贵，如巨能钙、乐力等。

(5)混合型钙剂：市场上有些钙剂，是维生素D的复方钙剂，使用较方便，但服用时要注意维生素D的实际含量，如凯思立D只含有200国际单位的维生素D，不能用于预防和治疗佝偻病。

2. 钙剂的临床应用

(1)预防维生素D缺乏性佝偻病：婴幼儿生长发育快，户外活动少，容易发生维生素D缺乏性佝偻病。佝偻病的表现不明显，一旦骨骼发生改变，就无法纠正了。在预防维生素D缺乏性佝偻病时，除补充维生素D以外，还要补充适量的钙剂。婴幼儿钙的常用预防量为每日400～600毫克。

(2)治疗维生素D缺乏性佝偻病：维生素D缺乏性佝偻病主要表现是骨骼的改变，如方颅、漏斗胸、“O”型或“X”型腿等。3岁以内是治疗维生素D缺乏性佝偻病的时机。大剂量肌内注射维生素D时，应补充适量的钙剂，否则容易导致低血钙，所以常主张钙剂和维生素D合用。

(3)婴幼儿手足搐搦症：是由于维生素D缺乏，影响了钙吸收，或者消化道疾病、营养性疾病导致血钙降低，婴幼儿可出现手足抽搐或喉痉挛。这是急症，应及时纠正血钙水平，立即静脉注射钙剂，如 10%葡萄糖酸钙 10 毫升加等量的葡萄糖溶液稀释后缓慢静脉注射，一般连用 3 日，可以纠正手足抽搐。

(4)过敏症：食物或药物引起的神经血管性水肿表现为风团样皮疹，严重者有腹痛，喉头水肿引起的呼吸困难。在紧急情况下，可静脉注射钙剂，如 10%葡萄糖酸钙 10 毫升加等量的葡萄糖溶液稀释后注射，可以很快缓解病情，但注射速度不宜过快。

(5)不同年龄段的婴幼儿每日钙需要量：见表 11。

表 11　不同年龄段的婴幼儿每日钙需要量

年　龄	每日钙需要量(毫克)
0～6 个月	400
6～12 个月	500
1～2 岁	600
3～9 岁	800

(6)常用钙剂的含钙量：见表 12。

表 12　常用钙剂的含钙量

钙剂的药品名称	钙的成分及含量(毫克)	维生素 D 的含量(国际单位)
凯思立 D 咀嚼片	碳酸钙 500	200
钙尔奇 D300 咀嚼片	碳酸钙 300	60
钙尔奇 D600 咀嚼片	碳酸钙 600	125
劲得钙咀嚼片	碳酸钙 300	60
劲得钙(儿童型)	碳酸钙 200	50
劲得钙泡腾片	碳酸钙 50	100

续表

钙剂的药品名称	钙的成分及含量（毫克）	维生素 D 的含量（国际单位）
巨能钙(儿童型)	L-苏糖酸钙 50	
巨能钙(成人型)	L-苏糖酸钙 80	
巨能钙冲剂	L-苏糖酸钙 150	
钙中钙口服液	乳酸钙 100	
钙中钙片剂	乳酸钙 142	
葡萄糖酸钙口服液	葡萄糖酸钙 91	
葡萄糖酸钙片	葡萄糖酸钙 50	
活性钙冲剂	活性钙 25	
活性钙咀嚼片	活性钙 25	
盖天力	活性钙 25	
龙牡壮骨冲剂	碳酸钙 35	

3. 钙剂治疗注意事项

(1)服用钙制剂前，要了解其成分，如市售的钙片或钙粉种类较多，每一种钙剂不仅钙含量不同，种类也不同，化学和生物活性也不同。有些只含有一种钙，有些含有 2 种以上的钙。较好的钙剂，应该是钙含量高，溶解度高，容易吸收，没有不良反应。

(2)要了解钙剂中钙的实际含量。钙剂是以钙盐的形式制成的制剂。钙剂中钙含量是钙元素的含量，只有钙元素才具有钙的生理、生化功能。计算应补充钙剂量，应按元素钙的含量折算，如葡萄糖酸钙，虽然说明书标明每支含钙量 1 000 毫克，但实际上元素钙只有 89 毫克。

(3)只有当食物中的钙摄入不足，体内的钙丢失过多或人体需要量增大，并具有钙缺乏症状时，才需要补充钙剂。决定钙的吸收是机体的需要，只有人体缺乏钙时，补充钙剂才能被吸收。所以，补充钙剂的目的是补充钙的不足，维持生理需要和钙磷代谢，应因人而异，因病而定，并不是多多益善。婴幼儿缺钙并非只是缺乏钙，而是常伴有维生素 D 的缺乏。首先是加强户外活动，接受日光照射，重在增添高钙饮食，补充维生素 D，其次才是补充钙剂。

(4)同样的剂量，一般分次口服比一次大量口服吸收要好。饭后比饭前服用吸收好，因为食物中的蛋白质、维生素有助于钙剂的吸收。晚上睡眠时，胃肠蠕动较慢，睡前服用钙剂，在肠道停留时间长，而且夜间和清晨，血钙水平最低，吸收较好，也有利于睡眠。

(5)维生素 D 可以促进钙吸收，婴幼儿时期患佝偻病，不只是因为钙摄入不足，主要是因为婴幼儿生长发育快，户外活动少，维生素 D 摄入少，很容易导致钙的吸收不良而缺乏，预防和治疗佝偻病时，应同时服用钙剂和维生素 D。

(6)许多食物可影响钙的吸收，如菠菜、油菜中含有大量草酸或植酸，会影响膳食中钙的吸收。膳食中含有大量的脂肪、磷酸、镁、咖啡因的食品也会影响钙的吸收与排泄。含磷的食物摄入过多，可以影响血中钙与磷的比例，也可影响钙的吸收。钙、磷比值在 2∶1 时吸收最佳，且有利于钙、磷在骨中沉积，促进骨质钙化。

(7)严重的感染、窒息、颅脑损伤、肾功能衰竭、心力衰竭等危重患者，常表现出低钙血症。这只是表面现象，其原因是血液循环中的钙进入了细胞内，只要血钙不低于1.75毫摩/升，不宜补钙。

(8)钙是通过肾脏排泄，当钙摄入过量时，大量的钙从肾脏排出，可引起高钙尿症。临床可出现血尿、蛋白尿，严重时可导致肾损害。

(9)目前，市场出售的钙剂的种类较多，应选择符合国家药典标准，成分明确，剂量准确的钙制剂，还要注意其安全性，注意厂家、生产日期、保质期及批号等。

十五、补 血 药

补血药是用于治疗各种原因引起的血液中的红细胞和血红蛋白降低的贫血。由于贫血的病因较为复杂，选用的补血药也是非常复杂的。不同病因引起的贫血，选用的药物是完全不同的。一般应在专科医生的指导下，确定贫血类型，才能合理选用补血药，如婴幼儿最常见的贫血是由铁缺乏引起的，一般使用铁剂治疗。

1. 治疗缺铁性贫血的药　常称为铁剂。主要有硫酸亚铁、枸橼酸铁铵、葡萄糖酸亚铁、富马酸亚铁等。铁剂中的铁必须在肠道转变成亚铁盐后才能被吸收。所以，铁盐对胃肠道有刺激作用，可引起腹痛、便秘或胃部不适等。一般宜小剂量开始，适应后再逐步加量，并在饭后服用。与维生素C合用，可促进铁剂的吸收。铁剂忌与牛奶、豆浆、苏打饼干、菠菜汁、茶水等同服，这些食物均有碍铁的吸收。

2. 维生素 B_{12}　是治疗由于维生素 B_{12} 缺乏所致的巨

幼红细胞贫血，对其他贫血无效。维生素 B_{12} 注射液，每次 100 微克，肌内注射，连用数周，直到临床症状好转，血红蛋白恢复正常。一般治疗 4 日后，精神症状好转，网织红细胞增加，6～7 日达高峰，骨髓内巨幼红细胞治疗后 6～7小时可转为正常红细胞。

3. 叶酸　是治疗叶酸缺乏所致的巨幼红细胞贫血，有时维生素 B_{12} 和叶酸同时缺乏，可以联合使用。叶酸，每次 5 毫克，口服，连服数周至症状缓解，红细胞、血红蛋白恢复正常。大剂量的维生素 B_6 可用以治疗原发性或遗传性铁粒幼细胞贫血，对其他贫血无效。

4. 红细胞生成素（简称 EPO）　是目前治疗贫血最有效的药物，它能有效地刺激红细胞系造血细胞增生、分化及促进血红蛋白合成。可以用于治疗再生障碍性贫血、白血病、肾功能衰竭及其他肿瘤引起的严重贫血，也常用于早产儿贫血。但这类药物价格昂贵，不能作为常用的补血药。

十六、维 生 素

维生素是指许多不同种类的有机化合物（区别于无机物），是维持人体正常代谢所必需的微量营养素。正常情况下，人体并不是需要很多的维生素，普通的食物中就含有丰富的维生素，可以满足人体的需要。世界卫生组织确定了维持正常健康人每日需要的各种营养素的摄入量，称为每日膳食营养供给量。婴幼儿比一般儿童和成人更容易出现维生素缺乏，如婴幼儿喂养不当，不能合理添加辅食或者偏食都可引起维生素缺乏。婴幼儿在患病时也容易引起维生素缺乏,如反复发生的呼吸道疾病及贫血、长期腹泻、营养不良、吸收障碍或慢性消耗性疾病等。婴幼儿患病不仅可以引起维生素缺乏,而且因维生素缺乏也可引起久病不愈,所以合理添加维生素对婴幼儿尤其重要。目前认为,摄取10～100倍膳食推荐供给量标准的各种维生素有助于增加能量,促进健康,提高免疫力。维生素并不是多多益善的补品,摄入过多与过少一样都会发生营养失调,也同样会出现不良反应。研究表明,维生素在维持人类健康的过程中是一个必需的和起治疗作用的因素,维生素已不再是选不选择吃的问题,而是应该怎样吃和吃多少的问题。

1. 维生素种类

(1)脂溶性维生素:维生素A、维生素D、维生素E和维生素K。

(2)水溶性维生素:如维生素C,B族维生素包括维生素B_1、维生素B_2、维生素B_3、维生素B_5、维生素B_6、维生素B_{12}及泛酸、烟酸、生物素(维生素H)、叶酸、胆碱和纤维醇等。

(3)必需脂肪酸:必需脂肪酸(EFA)已被证实属于维生素家族,如叶酸和维生素H(生物素)既是维生素又是必需脂肪酸。现在市售的深海鱼油产品中含有丰富的必需脂肪酸。

(4)条件必需营养素:如辅酶Q_{10},对机体细胞的能量代谢起重要作用,并且参与机体的防御性的抗氧化系统。

机体内的细胞本身能合成辅酶 Q，其合成途径错综复杂。老龄、疾病或慢性病毒感染者，往往不能合成或合成的数量不够，应予以补充。

(5)人工合成维生素：有些维生素是可以在人体内合成的，如维生素 C(抗坏血酸)，人体可以合成足够自身所需的量。只有在幼年时需要量较大，或人体消耗过大时，才可能相对不足。维生素 D 只有在紫外光作用下，才能在人的皮肤中合成维生素 D，与来自食物中的维生素 D，都需要通过肝肾活化成人体有生理作用的维生素 D。

(6)复合维生素制剂：含有多种维生素，如小施尔康、小儿善存片等。

2. 维生素临床应用

(1)维生素 A 缺乏：维生素 A 也称视黄醇。其不仅是视网膜上光感受器的组成部分，而且能保持皮肤、呼吸道、胃肠道和泌尿道上皮的健康。当婴幼儿期营养不良或维生素 A 缺乏时，可出现干眼症，表现为眼干涩、多泪、视物逐渐模糊，还可出现皮肤干燥，反复呼吸道感染。当血中维生素 A 的含量低于每 100 毫升 15 微克(正常为每 100 毫升 20～50 微克)时，应补充维生素 A，严重者开始可用较大剂量。月龄在 6 个月以内，可一次性补充维生素 A 5 万国际单位；6～12 个月，补充 10 万国际单位；12 个月以上，补充 20 万国际单位。也可每日每公斤体重注射 3 000 国际单位，连用 5 日后，改每日口服 7 500 国际单位。轻者每日口服 3 000 国际单位。当症状缓解，应小剂量维持，每日400微克。如果治疗2个月后症状还没有缓解，应视为吸收不良(肠对营养的吸收能力减弱)。

(2)维生素B_1缺乏：维生素B_1也称硫胺素。维生素B_1缺乏，主要是由于含维生素B_1的食物摄入少，也可能因为吸收减少，或需要量增加。早期症状有疲劳、烦躁、记忆力减退、厌食、睡眠障碍、腹部不适、体重下降。严重的维生素B_1缺乏(脚气病)，可能发生特有的神经、脑和心脏异常，治疗需要静脉输入维生素B_1，持续几日后，改用口服，直至症状控制。

(3)维生素B_2缺乏：维生素B_2也称核黄素。维生素B_2缺乏表现有口角溃疡、口唇皲裂、地图舌、鹅口疮等。治疗通常给予维生素B_2口服，症状就会很快好转或消失。

(4)维生素B_6缺乏：维生素B_6通常是指吡哆醇、吡哆醛、吡哆胺三种天然存在的物质。维生素B_6参与机体的氨基酸和脂肪代谢，还可广泛地作为其他药物治疗的辅助用药，可减少不良反应，提高治疗效果。维生素B_6缺乏可能因为胃肠道吸收减少或药物消耗体内维生素B_6过多所致，如应用异烟肼、肼苯哒嗪、青霉素等。维生素B_6缺乏可导致婴儿惊厥，还有溃疡性舌炎、口角干裂、手脚麻木和针刺感等。采用每日补充大剂量维生素B_6的治疗方法，直到症状消失。由遗传性疾病引起的维生素B_6缺乏，要用更大剂量。

(5)烟酸缺乏：烟酸(尼克酸)是体内很多物质代谢所必需的。烟酸缺乏表现为糙皮病，常发生于春季，持续到夏季，早期症状有皮肤对称性红斑，常在阳光照射后出现

(对光敏感)。还可能出现胃肠道症状,如恶心、厌食、腹泻,排泄物有恶臭,有时带血,整个胃肠道都可能受到影响。表现为胃酸减少,舌和口腔发炎,呈鲜红色。糙皮病的治疗主要是补充大剂量烟酰胺及B族维生素。

(6)维生素C缺乏:维生素C(抗坏血酸)是构成结缔组织的必需营养物质,它能帮助机体吸收铁和促进烧伤创面愈合。维生素C可促进机体丙种球蛋白形成,增强抗感染能力;参与解毒过程,可加速重金属离子排出体外,且有阻止致癌物质(亚硝胺)生成的作用;可改善心肌代谢,增强心肌收缩力;可促进胶原纤维与组织黏合质的形成,促使创面的愈合,对急性感染等营养状况差的患者,则应增加剂量。婴儿期,食物中缺乏维生素C可引起坏血病,常发生在6～12个月的婴儿,早期症状有兴奋,活动时疼痛,食欲和体重下降、骨质变薄、关节突出等。可用大剂量维生素C治疗婴儿坏血病,以前最保守用量为每日60～100毫克,现在增加到每日250～500毫克。每日补充1 000毫克以上维生素C,可使人体免疫系统和其他器官维持最佳功能。1周后,再用维持剂量1个月。大剂量维生素C(200～300毫克)也可用于治疗普通感冒、心肌炎等疾病。但处于生长时期的小儿长期服用过量维生素C容易患骨骼疾病,突然停用大剂量维生素C会出现反跳性坏血病。

(7)维生素D缺乏:维生素D有两种存在形式。维生素D_2(骨化醇)存在于紫外线照射的皮肤中,维生素D_3(胆骨化醇)存在于鱼肝和蛋黄中。当皮肤受阳光或紫外线照射时，可以产生维生素 D_2，经过肝脏和肾脏代谢，转化为活性维生素 D，可增加肠对钙的吸收，促进骨的正常形成和矿化。婴幼儿可因摄入减少，阳光照射不足，导致维生素 D 缺乏。血液中钙和磷酸盐水平下降，导致骨骼疾病，称为佝偻病。2 岁以内婴幼儿每日预防用量为 400～600 国际单位。佝偻病可通过口服补充维生素 D 治疗，每日补充剂量为推荐的每日膳食营养供给量的 5 倍（参考表 14），持续 2～3 周。应该注意的是，大量用维生素 D 可以引起维生素 D 中毒，表现为食欲减退、软弱无力、头痛、恶心、呕吐、口渴、多尿、乏力、神经紧张、血压升高，还可导致高钙血症、高钙尿症及全身多个部位钙沉积。当肾功能受损时，可出现血尿、蛋白尿。

（8）维生素 E 缺乏：维生素 E 是一种抗氧化剂，能保护细胞免受自由基等活性物质的损害。早产儿维生素 E 的储备很低，容易出现维生素 E 缺乏。脂肪代谢紊乱时，可影响脂溶性维生素 E 的吸收，导致维生素 E 缺乏。早产儿应补充一定量维生素 E。1 岁以内，每日补充 3 毫克；1～3 岁，可每日补充 4 毫克；4～6 岁，每日补充 5 毫克。

（9）维生素 K 缺乏：维生素 K 是正常凝血机制中几种必需物质的总称。主要组成成分有维生素 K_1，存在于植物中，特别是绿叶蔬菜中。另外一种是小肠和结肠中的细菌产生的维生素 K_2，只能在特定的部位吸收。维生素 K 缺乏最常见的是新生儿出血性疾病，多见于母乳喂养的婴儿。可以发生在新生儿早期、晚期。表现为出血，如颅内出血、胃肠道出血及严重肺出血等。新生儿在出生后，应该注射3日维生素K，预防出血性疾病。由于维生素K是脂溶性的，影响脂肪吸收的肠道疾病如脂肪痢和肝纤维化等，可导致儿童维生素K缺乏。摄入过量的矿物油也可妨碍维生素K的吸收。

(10)生物素缺乏：生物素（维生素H）属B族维生素，是脂肪和糖类代谢必需的维生素。许多食品中都含有生物素，主要来源包括动物的肝、肾、胰脏，蛋，奶，鱼和坚果类。长期依靠静脉供给营养而又未补充生物素的人，也可发生生物素缺乏。生物素缺乏的症状有嗜睡、体重减轻、皮炎和焦虑。

(11)叶酸和维生素B_{12}缺乏：叶酸和维生素B_{12}的主要功能是构建正常红细胞和合成DNA。当这两种维生素缺乏时，都可引起巨幼细胞贫血。婴幼儿膳食中叶酸含量低，也会发生叶酸缺乏。其主要表现有面色苍白、身体虚弱、胃酸分泌减少、神经损害。可注射维生素B_{12}治疗这种贫血。治疗叶酸缺乏引起的贫血，可口服叶酸。

(12)多种维生素：现在市场上有较多的多种维生素制剂，所含的是每日常用的维生素及常用剂量，用于补充一日三餐的维生素摄入不足或预防某些疾病。目前有人认为，正常膳食摄入的维生素只能满足基本营养需要，达不到预防疾病的作用，可常规服用多种维生素预防疾病。

(13)我国各年龄段儿童维生素每日摄取量：见（表13、14）。

表 13 我国各年龄段儿童 B 族维生素每日摄取量(毫克)

年 龄	维生素 B_1	维生素 B_2	维生素 B_6	维生素 B_{12}	烟 酸	生物素
出生～	0.1	0.4	0.1	0.4	2	5
6个月～	0.3	0.5	0.3	0.5	3	6
1岁～	0.6	0.6	0.5	0.9	6	8
4岁～	0.7	0.7	0.6	1.2	7	12
7岁～	0.9	1.0	0.7	1.2	9	16
11岁～	1.2	1.2	0.9	1.8	12	20

表 14 我国各年龄段儿童其他维生素每日摄取量

年 龄	维生素 A（微克）	维生素 D（微克）	维生素 E（毫克）	维生素 K（毫克）	维生素 C（毫克）	泛 酸（毫克）	叶 酸（毫克）
出生～	400	10	3	10～20	40	1.7	65
6个月～	400	10	3	10～20	50	1.8	80
1岁～	500	10	4	20～40	60	2.0	150
4岁～	700	10	5	20～40	70	3.0	200
7岁～	700	10	7	30～60	80	4.0	200
11岁～	700	5	10	30～100	90	5.0	300

3. 使用维生素注意事项

(1)明确使用维生素的指征：维生素并不是绝对安全，长期大量的服用维生素，容易引起中毒。例如，婴幼儿使用维生素 D，一次用量超过 30 万国际单位，可引起急性中毒。每日服用 25 万～50 万国际单位的维生素 A 长达数周，也可引起慢性中毒。

（2）严格掌握适应证：大多数维生素缺乏是由于某些疾病所引起的，应找出原因，从根本上入手治疗，而不应单纯依赖补充维生素。

（3）掌握用药时间：水溶性维生素，如维生素 B_1、维生素 B_2、维生素 C 等，宜饭后服用。因为这类维生素会较快地通过胃肠道，如果空腹服用，很可能在人体组织未充分吸收利用之前就被排出；脂溶性维生素，如维生素 A、维生素 D、维生素 E 等也应在饭后服用，因饭后胃肠道有较充足的油脂，有利于它们的溶解，促使这类维生素更容易吸收。

（4）应注意维生素与其他药物的相互作用：液状石蜡可减少脂溶性维生素 A、维生素 D、维生素 K、维生素 E 的吸收并促进其排泄。口服维生素 B_6 10～25 毫克，可迅速消除左旋多巴的治疗作用。广谱抗生素会抑制肠道细菌而使维生素 K 的合成减少。有酶促作用的药物，如苯巴比妥、苯妥英钠及阿司匹林等，可促进叶酸的排泄。服用铁剂加服维生素 C 可以增加铁离子的吸收量。维生素 C 和维生素 B_1 不宜与氨茶碱合用，也不宜与口服避孕药同服，以免降低药效。

十七、微量元素

微量元素是指人体所含的必不可少的微量营养素。婴幼儿是生长发育最快的时期，又面临着添加辅食的转换过程，如伴有腹泻、呕吐及长期消化不良，可出现微量元素缺乏。婴幼儿较常见的是铁、锌、碘、氟等缺乏。

1. 微量元素分类

(1)已明确生理功能的必需微量元素，如铁、铜、碘、氟、钴、铬、硒、锡等。

(2)对人体有害的而对动物可能是必需的微量元素，如铅、镉、铍等。许多元素是人体不可缺少的，但多了对人体有害。

2. 微量元素临床应用

(1)锌剂的治疗：锌主要存在于肉、动物肝脏、蛋和海产品中，谷类含量不多，婴幼儿血液中锌的水平取决于膳食中锌的含量。婴幼儿缺锌常有明显缺锌饮食史，如人工喂养，辅食添加不合理，挑食，偏食等；吸收不良，慢性腹泻可使锌丢失过多；感染、发热伴食欲缺乏者，也可导致缺锌。锌缺乏可表现为厌食、异食癖，常有复发性口腔溃疡，长期锌缺乏还可导致生长发育迟缓，身材矮小，免疫功能降低，多次反复感染。锌缺乏可以通过头发与血锌的检测来确定诊断。所以，补充锌剂前最好检测是否有锌缺乏，缺多少，有利于确定补多少，补多久。如果没有检测条件，可采用锌剂治疗，如果症状有所减轻也可确定诊断。纠正缺锌首先应选择补充富含锌的食物，然后才考虑药物治疗。药物补充锌，每日每公斤体重需补充锌元素 0.5～1.0 毫克，相当于每公斤体重补充葡萄糖酸锌3.5～7 毫克。儿童锌剂治疗与预防用量见表 15。

表 15 儿童锌剂治疗与预防用量表(供参考)

	年 龄	剂 量
预防量	出生～6 个月	3 毫克/日
	6 个月～1 岁	5 毫克/日
	1～10 岁	10 毫克/日
	10 岁以上	15 毫克/日
治疗量	(按锌元素计算)	0.5～1.5 毫克/公斤体重·日 ＜20 毫克/日,治疗 3 个月
肠外营养	早产儿	0.4 毫克/公斤体重·日
	3 个月以下	0.2 毫克/公斤体重·日
	婴幼儿	0.1 毫克/公斤体重·日
	儿童	0.05 毫克/公斤体重·日

(2)铁剂的治疗:铁是机体多种重要酶的组成部分,也是血红蛋白的组成部分。血红蛋白使红细胞能够携带氧,并把氧输送到机体组织。婴幼儿最常见的铁缺乏表现为贫血,治疗也主要是补充铁剂。目前常用铁剂有硫酸亚铁(含铁 20%)、葡萄糖酸亚铁(含铁 11%)、富马酸亚铁(含铁 30%)等。口服剂量以元素铁计算,一般每次每公斤体重 1～2 毫克,每日 3 次。铁剂治疗 3～4 日后,网织红细胞升高,7～10 日达高峰,2 周后血红蛋白相应增加。铁化合物必须在消化道转变成亚铁盐后才能被吸收,所以服用铁剂时,对胃肠道有刺激作用,可引起腹痛、便秘或胃部不适等,最好以小剂量开始,适应后再逐步加量。最好在两餐之间服用,能减少胃肠道刺激,也有利于吸收。与维生素 C 合用可促进铁剂的吸收,但与牛奶、豆浆、苏打饼干、菠菜汁、茶水等同服则影响铁剂的吸收。大量、长期使用铁剂治疗,或多次输血都可能导致铁蓄积

在体内引起中毒，导致呕吐、腹泻和脏器受损，血液检测可确定是否铁过量。

(3)碘剂的治疗：人体中的碘近80%在甲状腺内，是合成甲状腺素必需的元素。海产品是碘的丰富来源，饮水中碘的含量与当地土壤中碘的含量有关。碘缺乏常由所在地的食物和饮水缺乏碘引起，表现为出生时甲状腺功能低下。随着年龄增长，出现智力障碍。新生儿筛查可以早期诊断，并得到早期治疗。在这些地方，早期预防是很重要的。目前常用食用碘盐来预防，必要时加用碘剂。主要的碘剂有复方碘溶液和碘化钾。预防量为6个月以内的婴儿每日为40毫克，7～12个月的婴儿每日为50毫克，1～7岁每日为70毫克。碘缺乏引起神经系统的障碍可能是终身性的，有甲状腺肿大和甲状腺功能低下，应及时看医生，确定诊断，及时治疗。碘过量是由于每日摄入量过大引起，有时可出现生活在海边的人群中，可导致甲状腺肿大，引起甲状腺功能亢进。

(4)铜的治疗：铜是产生多种能量酶的组成成分，如抗氧化酶及合成肾上腺激素和形成结缔组织必需的酶。健康人很少出现铜缺乏，常可能发生在早产儿或严重营养不良恢复期的儿童，或长期静脉高营养治疗的人。铜缺乏患者常常出现疲乏，血铜水平降低，红细胞、白细胞减少。铜缺乏治疗，可补充铜制剂。

(5)硒缺乏的治疗：硒是合成抗氧化酶所必需的元素，当肝脏、心脏和肌肉缺乏抗氧化剂时，就会导致组织坏死，器官衰竭。早产儿和静脉高营养治疗的婴幼儿没有及时补充硒，可能导致缺硒。用硒制剂治疗是可以完全恢复的。

(6)氟化物的使用：氟化物是氟的一种形式，是使骨骼和牙齿坚固的必需营养素。海鱼和茶中富含氟化物，但饮水是氟的主要来源。不同地区，氟化物的含量差异很大。氟化物缺乏可导致牙齿出现龋洞，摄入富含氟化物的食物和水可以预防龋齿。

十八、补　药

补药是一般人对维生素及其他营养药、补血药或某些中药补益药的俗称，尽管临床上没有补药的正规概念，但在人们的心目中却占有了重要的地位。目前，人们心目中的补药，包括中药补药、西药补药等。

1. 补药分类

(1)中药补药

①饮片。如人参、当归、黄芪、黄精等单味中药。

②成药。如蜂王精、阿胶补血膏、参芪补浆等。

③儿童药。如黄芪颗粒、脾可欣、玉屏风散等。

(2)西药补药：维生素类、无机盐、蛋白质类、免疫增强剂、丙种球蛋白、干扰素、胸腺肽、匹多莫德等。

2. 补药应用原则

(1)使用补药，首先要知道自己的孩子是否缺乏，无论是何种补药，只有在缺乏时，补才会有意义。从中医角度上来讲，用补药必须首先判明自己的身体是否虚弱，体虚方可用补药，“虚则补之”。就是说，只有在身体虚弱时候才需要吃补药。处于生长发育期的婴幼儿，有其自身的生长规律，不能人为地、随意地加以改变。现在多数孩子营养较好，身体也很健康，无须施补。过量给予补药（如蜂王浆），促使小孩假性性早熟，甚至是未满周岁的婴儿也可能发生性早熟。其特征是男孩阴茎变粗，女孩乳房突然增大或阴道流出白带样的分泌物，长阴毛。不仅损害了孩子的身心健康，也不利于孩子的正常生长发育。

(2)使用补药，要了解自己的孩子缺什么，同时还要知道哪些方面需要补，如要分清是阴虚、血虚，还是阳虚、气虚，进而服用相应的补药，如人参是补气的，阿胶是补血的。为了准确有效地服用补药，还要弄清身体哪个脏腑阴阳气血不足。如果是阳虚，那么是脾阳虚还是肾阳虚？如果是阴虚，是肺阴虚还是肾阴虚？不恰当地用药，不但不能达到补的作用还有可能加重原有病症。婴幼儿机体抵抗力差，容易生病，并不表明是“虚”，服用补药不仅不能增加抵抗力，反而会引起一些不良反应。

(3)使用补药，要知道补药也有副作用，尤其是婴幼儿，如婴幼儿脾胃薄弱，在服用熟地黄、龟版、鳖甲、何首乌后，常可致上腹胀闷、食欲减退、腹泻或便秘等。药性偏温热的补药，常可出现鼻出血、齿龈出血、口渴、便秘等，尤其是夏季用温补之药应慎重，容易产生阳盛火热的副作用。

(4)中药虽然对抵抗力较低的婴幼儿有一定作用，如黄芪，具有兴奋中枢神经系统，提高机体抗病能力，强心、护肝等扶正的功效，又有抑制多种细菌等祛邪的作用；玉屏风散也有一定增加抵抗力的作用，但并非是万能的，也有副作用，也要因人而异、因病而异。

(5)维生素、蛋白质是人体必需的物质，但人体对于这些物质的需要都有一定限度，多数从日常膳食中即可得到充分供应，一般不必另外再补充。尽管目前有人认为，适当补充维生素可以增强体质，这并不表明越多越好。只有需要维生素量较大的婴幼儿或吸收功能发生障碍的患者(如慢性腹泻)，有明显维生素缺乏症状时，才适当地补充维生素，应该缺什么补什么。滥用维生素，不仅造成药物的浪费，而且还可能引起维生素之间的不平衡，影响机体的正常功能，甚至中毒。蛋白质对生长发育的婴幼儿，同样也不是越多越好，过多的蛋白质摄入可增加肾脏负担，造成肾损害。

(6)目前能增强机体免疫力的药物较多，只作为免疫缺乏症的治疗，对于严重感染和一些疾病的辅助治疗，并没有作为正常人的补药，使用这类药物还应该严格掌握适应证。

十九、丙种球蛋白

丙种球蛋白(常简称为丙球)，主要含 γ 球蛋白，是从健康人血浆、血清和胎盘血中分离提纯的免疫球蛋白制剂，尽管现已广泛用于一些疾病的预防和治疗，但仍应严格掌握其适应证，合理使用。可用丙种球蛋白的婴幼儿疾病有以下几种：

1. 病毒性传染病的被动免疫　丙种球蛋白中含多种

抗体，可有效地预防一些病毒性疾病，如甲型肝炎、麻疹、脊髓灰质炎。多数婴幼儿既未患过这些疾病，也未接种过预防这些疾病的疫苗，在接触这些传染病后，立即注射特异的丙种球蛋白，可获得被动免疫，可以防止发病或减轻疾病的症状。预防作用可维持 3～8 周。

2. 重度感染　婴幼儿抵抗力较低，患感染性疾病往往较年长儿和成年人重。在严重感染，如败血症、重症肺炎、脑膜炎、中毒性细菌性痢疾等感染性疾病时，酌情应用丙种球蛋白配合抗生素治疗，能达到较好的疗效。

3. 血液性疾病　特发性血小板减少性紫癜时，应用丙种球蛋白有快速提高血小板的作用，但维持时间较短。

4. 自身免疫性疾病　如川崎病（皮肤黏膜淋巴综合征），多发生在婴幼儿时期，早期应用丙种球蛋白治疗虽然原理尚不清楚，但可减少合并冠状动脉瘤的发生。

5. 原发性或继发性免疫缺陷病　原发性免疫缺陷病可以用丙种球蛋白作为替代疗法，如先天性丙种球蛋白缺乏症、易变型免疫缺陷症、免疫球蛋白合成异常的细胞缺陷症。婴幼儿出现暂时性低免疫球蛋白，也可以考虑用丙种球蛋白治疗。

6. 其他婴幼儿疾病　丙种球蛋白也可有选择地用于其他婴幼儿疾病，如婴幼儿哮喘、癫痫等。

婴幼儿时期是机体抵抗力较低时期，随年龄增长其体内的抗体已在逐渐消失，而自身的抗体产生不足，容易生病，如反复呼吸道感染。尽管从理论上讲，血液中免疫球蛋白 G 的浓度高低在一定程度上与人体抵御感染的能力有关，无论是健康婴幼儿，还是体弱多病的婴幼儿，他们的血液中免疫球蛋白 G 水平可能是正常的，但丙种球蛋白中的抗体成分对各种病毒和细菌的抑制作用不仅有限，而且缺乏特异性。所以，不能将减少反复呼吸道感染寄托在丙种球蛋白上，也不是所有的体质差、易生病的孩子都适用。这类药物作用时间短，长期使用费用较昂贵，使用时应严格掌握适应证。同时，这类药物是血液制品，不仅有可能出现变态反应，还有可能因血液制品污染，引起其他疾病。

二十、糖皮质激素

糖皮质激素临床上常简称为激素。具有抗炎、抗毒素、抗休克和免疫抑制等多种药理作用。这些药物在婴幼儿时期应用较为广泛，疗效显著。这类药物为处方药，有一定的副作用，只有合理使用，才有助于治疗疾病，减少不良反应的发生。

1. 糖皮质激素分类

(1)短效糖皮质激素：氢化可的松为天然激素，为肾上腺皮质的主要产物，是常用的糖皮质激素。静脉注射为醇溶液制剂，婴幼儿使用，尤其是高浓度、快速静脉输液，易出现面红等酒精样反应，静脉使用合适的稀释浓度为每 100 毫克加入 100 毫升的葡萄糖液。氢化可的松琥珀酸钠为非醇溶液，适合婴幼儿使用，也不容易出现酒精样反应。

(2)中效糖皮质激素：泼尼松和泼尼松龙是人工合成

激素，抗炎作用较强，钠、水潴留的副作用较弱，常作为长期使用的药物，如每日或隔日早晨顿服，副作用较少。甲泼尼龙的抗炎、抗过敏作用更强，不容易引起钠潴留。一般静脉用药为每日每公斤体重1～2毫克。此药也常用于一些严重疾病的冲击治疗，剂量为每日每公斤体重15～30毫克。

(3)长效糖皮质激素：地塞米松(氟美松)抗炎作用是氢化可的松的30～40倍，副作用较明显，易产生水、钠潴留。常用口服剂量为每日每公斤体重0.15～0.30毫克，常用注射剂量每次2.5～10毫克。

2. 糖皮质激素临床应用

(1)抗过敏：激素是一种较好的抗过敏药物。急性过敏性疾病，如支气管哮喘、过敏性紫癜(急性期)、过敏性喉头水肿、严重的药物过敏症、血清病等，可选用静脉注射激素。作用较强，可以快速控制过敏症状。较轻的过敏性哮喘、过敏性鼻炎可选用局部用药，如雾化吸入、喷鼻。皮肤过敏可选用外用剂型。

(2)抗休克：可用于治疗各种原因引起的休克，如过敏性休克、感染性休克、心源性休克、低血容量休克等。

(3)治疗血液病：如急性白血病、急性溶血性贫血、再生障碍性贫血、粒细胞减少症、血小板减少性紫癜等疾病。

(4)抗感染：虽然激素也常用于严重感染，如中毒性肺炎、暴发性流脑、中毒性痢疾、结核性脑膜炎等，但激素具有免疫抑制的作用，可降低免疫力，使病灶扩散，必须在足量、有效的抗生素药物治疗的前提下，配合使用此类药物。而病毒感染，如使用糖皮质激素治疗水痘，可使水痘扩散而加重病情。

(5)退热作用：虽然激素有较好的退热作用，但不能作为常用的退热药。激素较强的退热作用，不仅会造成病情好转的假象，易导致误诊，并延误病情，同时有时促使感染扩散，加重病情，因此当诊断不明确时不应使用。

(6)急性肾上腺功能衰竭（肾上腺危象）：适用于各种情况所致肾上腺皮质受到破坏，导致其功能衰竭，先用氢化可的松静脉注射，婴儿剂量为 50 毫克，其后以首剂的半量每 6 小时 1 次静脉滴注维持，一般用 1～3 日，情况稳定后改用生理替代剂量。

(7)常用的糖皮质激素剂量及用量法：见表 16。

表 16　常用的糖皮质激素剂量及用法(供参考)

药　名	剂量(每日每公斤体重)	用法
氢化可的松琥珀酸	5～10 毫克	静脉
泼尼松、泼尼松龙	1～2 毫克	口服
甲泼尼龙	1～2 毫克	静脉
地塞米松	0.3～0.5 毫克	静脉

二十一、调节水、电解质及酸碱平衡用药

调节水、电解质及酸碱平衡用药不仅具有治疗作用，而且也是常用的静脉辅助用药，小儿发热、腹泻、呕吐等，常需要补充液体。合理应用没有明显的毒副作用，但不合理的使用，也会产生不良反应。

1. 调节水、电解质及酸碱平衡用药的分类

(1)葡萄糖溶液:葡萄糖是非电解质的液体。由于葡萄糖进入人体内逐渐被氧化成水,故称为无张力液,没有维持血液渗透压的作用。常用的葡萄糖溶液有5%和10%两种浓度,仅用于补充水分和部分能量,常静脉给药。

(2)0.9%氯化钠溶液:也称生理盐水,是电解质溶液。含有不同浓度的电解质,具有维持血液渗透压的作用。临床上常用于补充丢失的电解质,纠正体液的低渗状态,提供所需的电解质。常与1.4%碳酸氢钠配制成2∶1等渗液,电解质成分与血浆水平相近,并可纠正酸中毒。

(3)5%碳酸氢钠溶液:是电解质溶液,常用于纠正酸中毒。一般常将5%的碳酸氢钠溶液稀释为1.4%的等渗液,可以直接用于静脉注射,也可与生理盐水以2∶1的比例配成等张液静脉使用。

(4)15%氯化钾溶液:常用于严重的低血钾患者静脉补充钾。应注意静脉直接输入含钾液体,其浓度要小于0.3%,新生儿要小于0.2%,一般配制为0.1%～0.2%为好。全日量为每日每公斤体重15%氯化钾2～3毫升。无明显低钾时,每日补充生理需要量为每公斤体重15%氯化钾1.5～2毫升,6～8小时静脉输入。钾由细胞外液进入细胞内时间较长,静脉补钾需要4～6日才能使钾在细胞内恢复正常,达到细胞内、外液的平衡。

(5)口服补液盐:是指世界卫生组织推荐的口服补液盐

(ORS),其含有无水葡萄糖 20 克,柠檬酸钾 1.5 克,氯化钠 3.5 克,碳酸氢钠 2.5 克,加水至 1 000 毫升配制而成。

2. 调节水、电解质及酸碱平衡药的临床应用

(1)辅助静脉给药:多数药物不能直接静脉输入,或一些药物必须按一定的浓度静脉输入,这就需要稀释液,既不会影响药物的作用,也不会产生配伍问题,目前常用的有 5%的葡萄糖液和生理盐水。婴幼儿肾脏排钠作用较差,直接输入大量的生理盐水,容易引起水肿;肺炎患儿输入大量含钠生理盐水,容易引起心力衰竭。所以,婴幼儿静脉辅助给药应尽量选用葡萄糖溶液,同时要控制液体的输入量及输液速度。

(2)纠正脱水:婴幼儿发热、腹泻、呕吐等均可引起体内水分的丢失,如不及时补充水分可以导致严重脱水、循环障碍及严重休克。要根据水分丢失的多少,病情的严重程度,严格掌握输液的浓度、输液量及输液速度等。

(3)纠正电解质紊乱:伴随着腹泻、呕吐,不仅有水分的丢失,还可有电解质丢失,导致低钠血症、低钾血症、低氯血症,不及时纠正可能会危及生命。及时合理输入生理盐水,可以补充钠、氯;补充碳酸氢钠可以纠正酸中毒,而补充氯化钾可以纠正低钾血症。同样,这些液体补多少、如何补,一般要根据临床症状和实验室检查,由医师来确定。

(4)口服补液:口服补液可以减少静脉用药,尤其是静脉注射困难的婴幼儿较为适用。在腹泻的早期,根据大便的量及次数,口服补液盐可以预防脱水的发生。如有脱水,可根据脱水的程度,选择口服补液盐的用量。轻

度脱水，每公斤体重可口服 50～80 毫升；中度脱水，每公斤体重口服 80～100 毫升，在 8～12 小时内补足累积损失量。纠正脱水后，将余量用等量水稀释后随意服用。在家里可以用米汤代替水，可能口感更好，小儿喜欢服用。如发现有水肿，可改为喝白开水。

二十二、吸入药

吸入治疗是采用特殊的装置，将药物制成气溶胶微粒，经口或鼻直接吸入气管和肺，起到治疗呼吸道疾病的作用。吸入的药物是以较高的浓度，迅速直接到达病变部位，药物利用率高，起效迅速，而且因为所用药物剂量较小，在体内吸收也少，全身不良反应较轻。这种用药方式是目前治疗一些呼吸道疾病最好的方法，尤其是婴幼儿，可减少服药和用药的痛苦，减少长期用药的毒副作用，一般患儿依从性较好。

1. 吸入方法　吸入方法因年龄而异。应训练指导患儿正确掌握吸入技术，才能确保治疗效果。

(1)气雾剂：是以氟利昂为动力，具有定量装置，可直接通过口腔进入气道，但需要患儿屏气的配合，婴幼儿使用难以保证疗效。婴幼儿可采用有活瓣的面罩储雾罐吸入定量雾化吸入器的药物，可增加吸入药物 10％～20％。

(2)雾化吸入：用气流量≥6 升/分的氧气或压缩空气(空气压缩泵)作为动力，将药物转变成最佳气雾，通过雾化器吸入气道。这种装置每次吸入肺的沉积率达 2％～9％，如吸入 7 分钟，肺的沉积率达 45％。目前，雾化吸入的方式有两种，喷射式雾化吸入器和超声雾化器。雾化吸入不需要吸气屏气配合，可以同时吸氧，也可同时吸入大剂量或多种药物，适用于婴幼儿，但在婴幼儿哭闹时，吸入效果不佳，最好在安静状态下吸入。

(3)旋碟式吸入器、涡流式吸入器或旋转式吸入器：这些装置主要是吸入干粉剂。携带方便，但由于需要患儿的吸气配合才能收到效果，不适合婴儿，可用于 4 岁以上的儿童。

2. 可吸入的药物种类

(1)β_2-受体激动药：如博利康尼、爱全乐等。

(2)抗胆碱药：如爱喘乐等。

(3)糖皮质激素：如普米克令舒等。

(4)祛痰药：如沐舒坦等。

(5)抗过敏药：色甘酸钠等。

3. 吸入疗法的临床应用

(1)婴幼儿哮喘：婴幼儿哮喘是婴幼儿反复发作性喘息性疾病。一般在急性发作时，应积极控制，可早期雾化吸入速效吸入型 β_2-受体激动药。效果不好时，可用口服短效 β_2-受体激动药，还可加用抗胆碱药物及糖皮质激素。在喘息没有发作时，可用药物预防发作。所用的药物有吸入性的糖皮质激素(二丙酸倍氯米松、布地奈德、丙酸氟替卡松)，长效 β_2-受体激动剂(沙美特罗、福莫特罗)，其他(口服长效 β_2-受体激动剂、抗白三烯药物、色甘酸钠)。

(2)婴幼儿喘息性支气管炎和毛细支气管炎等喘息性疾病：均可用雾化吸入方式达到控制喘息、止咳化痰的目的。

(3)肺炎等呼吸道疾病：除了可使用治疗肺炎与控制喘息的药物外，还可使用祛痰药，雾化可增加呼吸道的水分，有利于化痰和排痰。

二十三、外用药

人体的皮肤具有吸收外界物质的能力，药物涂搽在皮肤表面，可以透过皮肤组织进入血管和淋巴管，称为经皮吸收。皮肤的角质层具有皮肤屏障作用，药物可以穿透细胞膜，并且通过角质细胞间隙吸收。

1. 外用药的性质与种类　外用药受皮肤因素和药物的影响较大，而外用药有极强的吸收和渗透能力，容易导致皮肤损伤和吸收中毒，皮肤用药应该考虑到这些因素。

(1)药物性质：药物性质不同，吸收程度也有不同。一般脂溶性药物较水溶性药物易于穿透皮肤，如挥发油、苯酚、水杨酸、性激素、脂溶性维生素、糖皮质激素等。药物的颗粒大小也影响吸收，颗粒越小透过皮肤间隙的可能性越大。

(2)药物剂型：对药物吸收有明显的影响，如粉剂、水剂很难被吸收，霜剂中药物可被少量吸收，软膏或硬膏剂可促进药物的吸收。有机溶媒(如乙醇、乙醚、丙酮等)可增加一些脂溶性和水溶性药物的吸收。另外，水溶性药物则在水包油型乳剂(水层在外层)中易经皮肤吸收；而油溶性药物则在油包水型乳剂(油层在外层)中不易于经过皮肤吸收。

2. 外用药的临床应用

(1)抗感染:包括保护皮肤清洁剂,消灭致病菌的皮肤抗菌药,减轻皮肤瘙痒和疼痛的皮肤止痒药,还有减轻局部炎症的药物等,如百多邦、皮肤康洗剂等。婴幼儿使用的皮肤清洁剂应该是碱性小,有润滑和保护皮肤的作用。一般不宜使用刺激性很强的药物,如碘酒类,以免使皮肤发生水疱、脱皮或腐蚀。如必须使用,应从低浓度开始,若出现刺激症状,应立即停药或改用缓和的药物治疗。

(2)湿疹:是婴幼儿常见皮肤病。目前有较多的治疗湿疹的药物,有中药制剂、西药制剂(铝锌糊),还有皮质激素类或含皮质激素类的药物。后者虽然有较好的消炎、止痒作用,但婴幼儿长期、大面积皮肤使用,尤其是面部皮肤,容易产生皮肤色素沉积,除非严重的湿疹,不宜过多使用。婴幼儿湿疹多是由于牛奶过敏所致,不喝牛奶可以自行缓解,无须过多用药。

(3)尿布性皮炎:也称尿布疹。是婴幼儿常见的皮肤疾病,尤其在腹泻时,粪便对皮肤刺激性较大。应每次换尿布时,涂抹鞣酸软膏及油剂将皮肤与粪便隔开,避免损伤皮肤。

(4)婴幼儿虫咬皮炎:局部过敏可出现水肿,一般较成年人重,应及时做局部处理,以免并发皮肤感染。可使用无极膏、绿药膏等。

(5)过敏性皮炎:也是婴幼儿常见皮肤疾病。如果仅仅是局部或少数过敏性皮疹,可使用炉甘石洗剂、苯海拉明霜，减少全身用药的毒副作用，严重的皮疹可用含皮质激素的药膏。

3. 外用药的注意事项

(1)胶布、氧化锌软膏及膏药之类的硬膏剂，容易引起小婴儿接触性皮炎，应尽量减少使用或不用。

(2)婴幼儿的皮肤对酒精极为敏感，小儿高热时，如用大量酒精擦浴降温，酒精容易通过皮肤吸收，造成酒精中毒。应先将75％的酒精稀释为33％～35％的酒精，可在患儿的腋下、颈侧、大腿根部、手足心重点擦浴，不要全身擦浴。

(3)小婴儿的皮肤用药时，应注意局部涂药面积不可过大，浓度不宜太高。硼酸一般用于小面积湿敷，毒性不大；但如果用于大面积皮肤病，则可通过创面吸收，发生急性中毒，甚至引起循环衰竭而死亡。

(4)婴儿的皮肤用药一般应选择无毒性，既能口服也能外用的药物，因为婴儿容易用手抓皮肤上的药，然后吃进嘴里。

第七章 预防免疫药物

一、免疫接种和计划免疫

婴幼儿时期是传染病的高发期，也是传染病计划免疫的重要时期。预防接种是将人工制备的某种传染病的特异性抗原或抗体，通过一定的途径进入机体，使人体获得对某种传染病的特异免疫力，从而提高个体或群体的免疫水平，达到预防和控制传染病发生和流行的目的。

计划免疫是根据疫情监测和人群免疫状况，有计划地进行预防免疫接种，达到控制及消灭传染病的目的。免疫程序是儿童预防相应传染病，应按接种的生物制品先后次序及要求制定的。免疫程序的制定受多种因素影响，如传染病的流行情况，疫苗的生物特性和免疫效果及具体实施条件。世界卫生组织将卡介苗（BCG）、脊髓灰质炎（OPV/IPV）、百白破（DTP）和麻疹（M）疫苗作为全球儿童基础免疫制品，以预防结核病、脊髓灰质炎、白喉、百日咳、破伤风、麻疹 6 种传染病。免疫程序包括免疫起始月（年）龄，接种针次，针次之间的时间间隔，适时的加强免疫，以及几种疫苗的联合免疫等问题。每个国家根据本国的实际情况制定相应的计划免疫疫苗，如我国将流脑疫苗、乙型脑炎疫苗、乙肝疫苗也列入计划免疫中，有些疫苗并没有列入计划免疫之列，可以根据实际情况自愿选择。作为父母，应该知道需要给孩子注射哪些疫苗、何时注射、哪些疫苗需要加强。计划免疫是相对强制性的，没有这些免疫接种记录，是不能入托、上学的。

二、疫苗的种类

1. 灭活疫苗　此类疫苗包括细菌、病毒制剂。是将细菌或病毒的培养物，经化学或物理方法灭活后，制成的已丧失致病力，但仍保留其免疫原性，如乙脑灭活疫苗。

2. 减毒活疫苗　是将病原微生物经过人工传代培养，使其丧失致病力，但仍保留部分毒力的免疫原性和繁殖能力。卡介苗、麻疹疫苗、脊髓灰质炎疫苗等接种人体后，使机体产生一次亚临床感染，从而获得免疫力。

3. 组分疫苗（亚单位疫苗）　是从细菌或病毒培养物中，以生物化学和物理方法提取、纯化有效特异性抗原制成疫苗，如流脑疫苗、流感疫苗。

4. 基因工程疫苗　是利用现代基因工程技术将有效的特异性抗原基因插入易于增殖的载体，在载体增殖后可表达有效特异性抗原，取其作为疫苗，如基因工程乙肝疫苗。

三、疫苗接种方法

1. 初次免疫起始月龄　预防接种时间，原则上是根据人体对疫苗产生抗体反应和婴幼儿患病的起始月龄而定的。婴儿出生后,体内存在着部分抗体,同时自身体内的免疫功能尚不完善,影响体内的免疫抗体产生,一般不应对婴儿过早接种活疫苗,如麻疹疫苗。但如推迟免疫接种时间,可能增加儿童患病的危险。初次免疫起始月龄应该是对疫苗能产生免疫能力的最低月(年)龄,不同的疫苗起始月龄是综合分析两方面因素做出的决定。

2. 接种次数和接种剂量　只有接种足够的疫苗剂量和次数,才能使机体形成有效的保护作用。灭活疫苗1次免疫仅起启动机体产生抗体作用,抗体的水平不能持久,常要接种第二次甚至第三次才能使机体获得巩固的免疫力。活疫苗一般接种1次即可产生比较理想的免疫效果,如白百破基础免疫必须接种3次,而卡介苗接种1次即可。接种剂量不合适也影响免疫效果。剂量过大,由于抗原剂量超过免疫反应能力,便会产生免疫麻痹,使机体在相当长时间内处于免疫抑制,加重免疫的临床过程;剂量过小,难以刺激机体免疫系统的应答,造成接种失败,不能使机体产生特异性抗体,达不到预防疾病的目的。

3. 接种间隔时间　接种2～3次疫苗,每次之间必须有一定时间间隔。间隔时间长短对免疫也有影响,特别是含有吸附剂的灭活疫苗更是如此。两针之间间隔长,比间隔短产生的免疫应答要好,间隔长虽能引起较好的免疫应答,但时间过长,可能要推迟产生保护性抗体的时间,使儿童增加暴露感染的机会。所以,应尽量在1岁内完成基础免疫。

4. 加强免疫　疫苗在完成基础免疫后，做1次适当的加强，可刺激免疫应答并维持较高的抗体水平，如白百破在完成了3次基础免疫的第二年做加强免疫，可使机体的抗体维持较高的滴度，并能维持较长的时间。活疫苗免疫接种成功后，随时间的推移，抗体可衰减，有些人还可能会转阴，应在适当的时间加强免疫，以维持和巩固免疫力。

5. 联合接种　随着疫苗制作技术的改进，将多种疫苗制成一种制剂，只要1针就可以完成多种疫苗的接种，如白百破、麻风腮三种联合疫苗，有些国家已有五种疫苗联合接种。

四、接种疫苗注意事项及禁忌证

1. 注意事项

(1)早产儿出生体重2 500克以下，不宜在出生时接种卡介苗，尽量推迟到体重达到2 500克以上再接种。其他疫苗不管出生体重如何，可按正常接种的程序、时间和剂量接种，不提倡分开接种或减少剂量。

(2)乙肝表面抗原阳性的母亲所生的早产儿，应在出生时即时接种乙肝疫苗。

(3)有免疫缺陷、使用免疫抑制剂及患有白血病、淋巴瘤、全身性肿瘤的婴幼儿，可按程序接种灭活疫苗，但对活疫苗是绝对禁忌的。

(4)在规定的初始免疫起始月之前接种疫苗应认为是

无效接种，达到年龄时应按程序重新进行基础免疫接种。

(5)针次间隔时间不符时，应该保证两针间隔最短不少于 28 日，最长时间应在规定的月份范围内完成。

(6)免疫球蛋白一般不要与活疫苗同时使用，应间隔 1 个月，一般疫苗接种应该间隔 2 周。

2. 禁忌证

(1)有明显过敏史的婴幼儿。

(2)免疫缺陷的儿童，禁止接种活疫苗。

(3)有严重疾病的儿童，可暂缓接种。

(4)具体的疫苗禁忌证，应以疫苗说明书为准。

五、接种疫苗的反应

1. 一般反应　接种疫苗后，机体可能产生免疫反应，是疫苗自身引起的一类反应。这种反应是正常的，不会造成组织器官的损伤，无须特殊处理，也不会有严重后果。

(1)局部反应：接种部位出现红肿，并有疼痛，多在接种后 12～24 小时内发生，持续 2～3 日后可自行消失。可不予处理，但应该保持局部的清洁卫生，减少局部刺激，防止局部感染。卡介苗的局部反应较特殊，一般接种后 3～4 周，接种部位出现红肿，还可形成小脓疱，最后结痂，留下永久性瘢痕。

(2)全身反应：接种疫苗 1～2 日内出现发热，有时伴有腹泻、恶心及乏力。多在 1～2 日内消失，一般体温不超过 38.5℃，只须休息和多饮水。偶有超过 38.5℃的，可用退热药和相应的对症处理。

2. 异常反应　异常反应是发生在接种疫苗的同时，或者先后出现的较为严重的表现，与疫苗接种有关，也与婴幼儿身体素质和病理情况有关，虽然发生率极低，但处理不当可能造成严重后果。

(1)晕厥：这是由于接种时精神过度紧张和心理恐惧，造成一过性的脑缺血，短时间丧失知觉和行为能力，也称为晕针。常发生在精神较为脆弱的儿童，轻者表现为心慌、面色苍白、手足发凉、全身出冷汗等。一般平卧休息，喝点开水或糖水，短时间内可以恢复正常。严重者除上述表现外，还可出现心跳缓慢、血压下降、短时间内失去知觉。一般数分钟可以恢复，如不能很快恢复，可皮下注射1∶1 000肾上腺素或及时送附近医院救治。

(2)急性精神因素：是由于精神因素引起的急性休克反应，一般与个体的身体素质有关。常为急性休克和癔症样表现，一般没有意识丧失，也无须特殊处理，通常可采用暗示和安慰疗法，通过转移患儿的注意力，进入睡眠状态后缓解。

(3)变态反应：变态反应也是预防接种常见的异常反应，多发生在有过敏体质的患儿。轻者出现过敏性紫癜、皮疹、水肿等，严重者可出现过敏性休克、血清病等。可发生在接种后数分钟或数小时、数日内。临床上主要是抗过敏治疗及对症处理。严重时皮下注射1∶1 000肾上腺素或及时送附近医院救治。

3. 疫苗合并症　比较罕见，与疫苗特性有关，常表现与其疾病感染症状相似，如卡介苗可引起卡介苗播散症；脊髓灰质炎活疫苗可引起小儿麻痹；麻疹疫苗可以引起麻疹，一般表现较自然感染轻，治疗与相应的疾病相同。

4. 预防接种耦合症　严格来讲，是预防接种偶发、诱发和加重原有的疾病。当急性感染正处于潜伏期或前驱期，接种疫苗后导致发病，如伴有上呼吸道感染时，患儿可以发热加重。有些慢性疾病可以因为接种疫苗后，而诱发或引起原有疾病加重，如活动性结核、肾脏疾病、血液性疾病等。有上述疾病病史的患儿，应暂缓接种。

六、疫苗的临床应用

1. 计划免疫的疫苗　计划免疫是全世界儿童都必须接种的，每个小儿入托、进幼儿园、上学也必须有接种卡，是不能忽视的。

(1)脊髓灰质炎疫苗：是预防脊髓灰质炎发生的疫苗。脊髓灰质炎，也称小儿麻痹症，是由脊髓灰质炎病毒所致的传染病。其病毒主要是侵犯人体脊髓前角的灰、白质部分，造成灰质部分永久性的损伤。临床表现有发热、肢体迟缓性麻痹，导致永久性瘫痪，多发生在婴幼儿。目前的脊髓灰质炎疫苗是由 1、2、3 型三种减毒脊髓灰质炎混合组成的三联制剂，应用的脊髓灰质炎疫苗有 OPV 和 IPV 两种。OPV 是口服减毒活疫苗，在我国均使用这类的糖丸。IPV 是注射用的疫苗，国外使用较多。对于免疫缺陷患者，包括 HIV 感染婴儿，推荐单独使用 IPV，免疫功能正常的儿童也可选用 IPV。常规免疫是在生后

2个月开始，1岁内连续服用3次，每次间隔1～2个月，1岁、4岁各加强1次。我国常在12月份对未正规服用糖丸的儿童统一服用1次。在某些地区有可疑病例时，对特定的地区和人群进行接种。OPV疫苗是口服的，一般有肠道疾病时暂缓服用。由于其疫苗是活疫苗，应避免用热开水服用，同时服药后1小时不要进食。

(2)麻疹疫苗：是预防麻疹的疫苗。麻疹是由麻疹病毒引起的传染性极强的急性全身出疹性呼吸道传染病。主要表现是发热、上呼吸道炎症、眼结膜炎及皮肤出现红色斑丘疹。由于传染性极强，如合并肺炎、脑炎，病死率较高，婴幼儿接种麻疹疫苗是很重要的。麻疹疫苗是一种活的减毒麻疹病毒，有95%的儿童可产生抗体，其抗体滴度与免疫力有关，并且终身有效。由于8个月前的婴儿体内有母体抗体，对于小婴儿，接种麻疹疫苗应选择在母体的抗体消失以后。目前我国常规免疫规定是在生后8个月，1年后加强1次，在5～7岁加强1次。国外生产了麻疹、腮腺炎、风疹三联疫苗(MMR)，在我国也正在使用，一般初次接种可在1岁后，5岁加强1次即可。在疾病流行区，≥6月龄的儿童就应接种，并在15个月后再次接种。约有15%的婴儿在接种后9～12日有轻微的、非传染性的感染，可导致发热，颊黏膜斑和麻疹样皮疹，一般持续2～3日。

(3)百白破混合制剂：是预防百日咳、白喉、破伤风的三联疫苗。百日咳是由百日咳杆菌引起的一种急性呼吸道传染病。由飞沫直接传播，传染性极强。临床表现为阵发性、痉挛性咳嗽，伴有喉痉挛，咳嗽声呈高调鸡鸣样。白喉是由白喉杆菌引起的急性呼吸道传染病。临床表现为咽喉处充血、肿胀、坏死，形成灰白色假膜，中毒症状较重，易窒息死亡。破伤风是由破伤风杆菌侵入损伤的皮肤，引起肌肉强直性、阵发性痉挛，可因窒息、心衰而死亡。初次接种在生后 3 个月，1 岁内接种 3 次，间隔 1～2 月。1 岁半、7 岁各加强 1 次。一般无反应，个别人轻度发热，局部红肿、疼痛、发痒。

(4)卡介苗：预防结核感染的疫苗。结核是由结核杆菌引起的慢性传染病，不仅可以累及呼吸道，在抵抗力较低的小婴儿易引起急性粟粒样肺结核，并可通过血液循环到达全身，引起结核性脑膜炎。卡介苗是减毒的结核杆菌制成的活疫苗，一般生后即可接种。接种后 2～3 周局部可出现红肿硬结，逐渐出现小脓疱，脓疱破溃结痂，形成瘢痕，一般反应持续 8～12 周。如化脓，形成溃疡面较大，不能热敷。4 周内接种卡介苗的部位不宜接种其他疫苗。3 个月后检测接种的卡介苗，必要时应补种。2 个月以上小儿初次接种前应先做结核菌素试验(1∶2 000)，阴性反应才能接种。

(5)乙肝疫苗：乙肝疫苗是采用重组技术，对乙型肝炎表面抗原经纯化制成。接种后可刺激机体产生抗乙型肝炎病毒的抗体，用于预防乙型肝炎。该疫苗初次接种应该在出生时或出生后 2 个月内，间隔 1～2 个月后接受第二次免疫，6～18 月龄时接受第三次免疫。乙肝疫苗的第二次免疫间隔的时间长，可获得更高的抗体滴度。我国常规为生后即接种,1 个月、6 个月各复种 1 次,首次剂量加倍(10 微克)。国内生产的乙肝疫苗一般可以保证体内有效抗体为 5 年。对于乙肝疫苗,每个人产生的免疫力是不同的,免疫力强的人,体内产生的抗体可以保持在 5 年以上。因此,5 年后再次接种时,应检测乙肝的各项抗原和抗体,如仅有乙肝表面抗体阳性,表明接种后仍保持抗体,暂不需要接种。也有些人,尤其是婴幼儿,正规的接种后,机体仍然不能产生抗体或产生的抗体滴度较低,不具有抗病的能力。若乙肝表面抗原阳性或乙肝核心抗体阳性,表明有乙肝感染或曾有乙肝感染,不宜再接种乙肝疫苗。乙型肝炎患者所生的婴儿,出生时应加用乙肝特异性免疫球蛋白,用于阻断母婴传播。

2. 可选择的免疫疫苗　这类疫苗是可以选择的。每个国家制定的计划免疫的疫苗不同,如在我国,乙型脑炎(日本脑炎)、流行性脑脊髓膜炎(脑膜炎双球菌引起的化脓性脑膜炎)仍有发病,是应该接种的;日本和东南亚国家也接种乙脑疫苗,但其他国家没有这类疾病发生,也就无须接种这类疫苗。

(1)乙型脑炎疫苗:是将乙型脑炎病毒经人工减毒方法使之失去致病力,但仍保留免疫力,再接种于动物,将培养后收获的病毒制成疫苗。一般用于年满 1 岁的健康儿童,2 岁、5 岁、7 岁分别加强 1 次。4 岁以上才开始进行基础免疫时,第二年加强 1 次,如为补种,应间隔 1 年。过去是每年 5 月份为接种时间,现在北京市除了每年 7～9 月不接种外,全年其他的月份均可接种。接种该疫苗后抗体阳性率可达80%,如次年加强1次,抗体阳性率可达90%。

(2)A群脑膜炎球菌多糖菌苗:用以预防A群脑膜炎球菌引起的流行性脑脊髓膜炎。接种年龄为6个月~3岁,一般基础免疫1针,间隔6个月加强1针,3岁后接种1次流行性脑脊髓膜炎多糖菌苗A+C。

(3)水痘疫苗:这是一种活的减毒疫苗,是由水痘带状疱疹病毒减毒株接受人体细胞,经人工培养,收获病毒后制成的。免疫接种后可刺激机体产生抗带状疱疹病毒的免疫力,可用于预防水痘。1周岁以上的易感儿童均可接种水痘疫苗,11~12岁无水痘病史的儿童也应接种。单次剂量就可产生免疫力,接种后有少数儿童可有轻度发热及暂时性出疹,2~3日可以自行缓解。水痘疫苗可以和麻疹疫苗、腮腺炎疫苗、风疹疫苗同时接种,但需要使用不同的注射器和选择不同的注射部位。

(4)风疹疫苗:接种活的减毒疫苗后,95%可以产生终身免疫力的抗体。关节疼痛,特别是四肢小关节疼痛是风疹疫苗最常见的副作用,通常发生在免疫接种后2~8周。偶尔出现红疹、淋巴结病,或二者同时出现。

(5)腮腺炎疫苗:接种活的腮腺炎疫苗,有95%可以产生具有终生免疫力的抗体。偶尔有腮腺炎疫苗罕见的合并症,包括脑炎、惊厥、神经性耳聋、腮腺炎、紫癜、红疹和瘙痒症。

(6)流感疫苗:适用于预防流行性感冒的疫苗,常用于已发生相关合并症的人群,包括婴幼儿。流感疫苗是每年接种1次,6个月~3岁的婴幼儿1年应注射2次,每次0.5毫升，间隔4周；3岁以上儿童每年注射1次，每次0.5毫升。注射时间应选在流感发生前，温带地区接种时间在秋季，热带地区接种时间在流行高峰到来前，如北京地区接种时间最好在10月份。

(7)麻风腮(MMR)：这是麻疹、腮腺炎、风疹病毒制成的联合制剂。由于1岁以内的婴儿体内有麻疹和风疹抗体存在，接种年龄应在1岁以上，如接种了麻疹疫苗，可在1岁半时再接种，5岁时加强1次，免疫力可达11年。除了发热和接种部位出疹外，常无严重的副作用。

(8)甲型肝炎疫苗：甲型肝炎是由甲型肝炎病毒引起的急性肝脏疾病，婴幼儿可引起黄疸、急性肝坏死。甲型肝炎疫苗是一种经高度纯化和灭活的病毒疫苗，能诱导机体产生抗甲型肝炎病毒的抗体，预防甲型肝炎。接种对象是1岁以上的幼儿，加强免疫在第一次接种后6～18个月，接种后免疫力可持续20年。由于甲型肝炎潜伏期较长，如在乙型肝炎的潜伏期接种了甲型肝炎疫苗，可能达不到预防的目的。

(9)肺炎疫苗：全称为肺炎球菌多糖疫苗（纽莫法23)。肺炎球菌不仅可引起肺炎，而且还可以引起脑膜炎、中耳炎，对抗生素也容易产生耐药，多发生于体弱多病的婴幼儿和老年人，是世界范围引起死亡的重要原因。我国尚未广泛使用此疫苗，仅用于免疫力低下，具有慢性疾病的2岁以上的幼儿，免疫性抗体可持续5年以上。接种此疫苗时请参照说明书，不宜同时使用免疫抑制剂和抗生素药物。

第八章 乳母用药

当哺乳期妇女用药的时候，不仅要考虑药物是否影响乳汁分泌，还要考虑药物对婴儿的影响。母亲服用的药物不可避免地要通过血-乳屏障进入乳汁，虽然多数药物在乳汁中的含量只有 2%，对婴幼儿毒性较小，无须停药，但毒性较大的药物，还是应慎用或不用。因此，身患某种疾病的乳母，是中断药物治疗，还是停止母乳喂养，这是临床常见的问题。

一、乳汁内的药物对婴幼儿的影响

1. 治疗剂量的药物　多数药物在乳汁中含量较少，对婴幼儿的影响较小，如解热止痛药，多数抗生素，抗心律失常药物，利尿药等，在治疗剂量内对婴儿是安全的。

2. 乳母应忌用的抗生素和抗菌药

(1)青霉素、头孢类药物：这类抗生素对婴幼儿虽没有毒性作用，但可能引起婴幼儿变态反应。

(2)磺胺类药物：如磺胺异噁唑、磺胺嘧啶、磺胺甲基异噁唑、磺胺脒、丙磺舒、甲氧苄氨嘧啶、制菌磺、双嘧啶片、复方新诺明这类药物不易进入乳汁，对婴幼儿无明显的不良影响。但由于婴幼儿药物代谢酶系统发育不完善，肝脏解毒功能差，即使少量药物被吸收到婴儿体内，也能导致血浆内游离胆红素增多，还可使某些缺乏葡萄糖-6-磷酸脱氢酶的乳儿发生溶血性贫血。所以，在哺乳期不宜长期、大量使用此类药，尤其是长效磺胺制剂，更应该限制。

(3)四环素：目前在一些农村和边远贫困地区，还可能使用四环素，这类药物易进入乳汁，可导致婴儿牙釉质发育不良，引起永久性的牙齿发黄，影响骨骼发育，故乳母最好避免服用四环素。

(4)红霉素：无论是口服还是静脉使用红霉素，乳汁中的药物浓度较高，长期使用会造成婴儿肝脏受损。

(5)链霉素、卡那霉素：这类药物在乳汁中浓度比较高，影响婴儿的听觉功能。

(6)林可霉素：可导致婴儿结肠炎而发生腹泻和便血。

(7)灭滴灵：在乳汁中的浓度与母血浓度相等，可引起婴儿呕吐和出血性恶病质。因此，当乳母需要用灭滴灵治疗时，应暂停母乳喂养。

(8)氯霉素：在乳汁中含量甚少，但可抑制婴儿的骨髓造血系统。特别是新生儿肝脏解毒功能尚未健全，若通过乳汁吸收氯霉素，容易抑制骨髓功能，引起白细胞减少，甚至引起致命的灰婴综合征，应禁用。

(9)异烟肼：在乳汁中的浓度与母血浓度相仿，由于抗结核药需要长期使用，为避免对婴幼儿产生不良影响，最好改用其他药物或停止哺乳。

3. 抗凝血药　乳母应用香豆素类衍化物(双香豆素、华法林和新抗凝),对婴儿都是安全的。而吲哚类衍化物,如苯茚二酮,可引起婴儿出血,故乳母应禁用。

4. 解热镇痛药　氨基比林及含氨基比林的药物,如去痛片、散利痛片、安痛定等,能很快进入乳汁,乳母应忌用。

5. 镇静、抗惊厥药　婴儿呼吸系统不完善,当乳母服用了含有中枢抑制作用的镇痛药,可引起新生儿呼吸抑制;乳母连续应用氯丙嗪及地西泮,或每次使用剂量过大,会使婴儿嗜睡;乳母长期服用苯巴比妥和苯妥英钠,会使婴儿出现高铁血红蛋白血症;当母亲苯妥英钠血浓度超过 30 毫克/毫升时,婴儿可表现为反应低下和睡眠过多。因婴儿排泄药物较慢,此种药物作用可持续 1 周之久。如长期用药时,一旦停药,婴儿可出现停药反应,表现不安宁,睡眠时有惊扰,过多啼哭及抖动等。

6. 抗甲状腺药　碘剂可引起婴儿甲状腺肿;硫氧嘧啶在母乳中浓度要高于母血浓度,可抑制乳儿的甲状腺功能;丙硫氧嘧啶和甲巯咪唑可能会干扰新生儿的甲状腺功能。服用这类药物的母亲,应停止哺乳。

7. 避孕药　母体接受大剂量含有雌激素的口服避孕药,可引起男婴女性样乳房肿大,但未发现对婴儿的生长发育有不利的远期影响。因此,哺乳期不宜服用避孕药。

8. 抗焦虑、抗抑郁药　这类药物在一定的药物剂量范围内,毒副作用较小,但如果母体需用大剂量药物治疗，建议停止母乳喂养。如地西泮在乳汁中浓度较高，母体每日接受30毫克地西泮治疗其婴儿将发生嗜睡。母亲临时服用氯丙嗪小于100毫克，存在于乳汁中的药量，一般不会造成婴儿出现不良反应。

二、乳母用药原则

1. 母亲在哺乳期用药应当慎重，要严格掌握用药适应证，不要随便用药，不用对安全性和疗效有怀疑的药物。

2. 不宜服用作用时间长、排泄缓慢或有蓄积作用的药物，不宜用4～6小时服用1次的药物，应选用每日服用1～2次的药物。乳母在用药治疗期间，如果婴儿继续哺乳，应注意观察有无异常反应。哺乳期妇女必须用药时，除注意慎重选择进入乳汁少的药品外，用药时间还应选择在哺乳刚结束，与下次哺乳间隔4个小时以上，或者考虑暂时采用人工喂养的方法。

三、乳母临床用药的选择和注意事项

现就乳母较常见的疾病用药选择和注意事项做简单介绍，在具体使用时，要遵照医生的治疗要求应用药物。

1. 感冒　治疗感冒的药物多数对婴幼儿没有影响，无须停止喂奶。但使用解热镇痛药如阿司匹林，要严格掌握剂量。治疗感冒的中草药较多，可以多使用这类药物。

2. 感染性疾病　如母亲患感染性疾病时，除乳腺炎外，可继续喂奶。但使用抗生素时，除了使用对婴幼儿较为安全的药物外，也要注意避免使用容易过敏的药物。

3. 传染性疾病　如乳母患有急性传染性疾病，如甲型肝炎、乙型肝炎等，应暂停哺乳。给婴儿体检后，考虑是否注射特异性丙种球蛋白或乙肝疫苗后，再进行正常的母乳喂养。使用抗病毒药物时，应慎用金刚烷胺。

4. 糖尿病　患糖尿病的母亲使用的胰岛素，因其分子太大，不容易渗透到乳汁内，糖尿病患者完全可以进行母乳喂养。

5. 甲状腺功能亢进　患有甲状腺功能亢进的母亲需要服用抑制甲亢药物，可能会影响婴幼儿的甲状腺功能。虽然有人认为可以继续喂奶，在发现婴儿的甲状腺水平改变时，再考虑给宝宝服用增强甲状腺药物，但笔者认为，还是不喂奶为好。

6. 神经系统疾病　母亲患有精神病、抑郁症、癫痫等疾病时，不宜喂奶；在没有明显症状，但仍然在服用镇静药、抗癫痫药期间，也不宜喂奶。

7. 其他　如果新生儿的红细胞内先天性缺乏葡萄糖-6-磷酸脱氢酶和谷胱甘肽还原酶，乳母应禁用磺胺类药、抗生素、抗疟疾药、抗结核病药，以及阿司匹林、非那西丁、呋喃妥因和维生素 K 等药物。如乳母患病需要服用上述药物时，应停止哺乳。